くすりと社会

小松楠緒子・川北晃司　編著

MEDICINE AND SOCIETY

Edited by
Naoko Komatsu
and
Koji Kawakita

北樹出版

目次

1 病院経営における薬剤師の役割 ……………………… 原澤　秀樹 …… 8
  - 1 医療施設の現状　8
    - (1) 病院数の推移　(2) 薬剤師数の推移
  - 2 日本の国民医療費　11
  - 3 DPC/PDPS 対象病院とは　12
    - (1) DPC/PDPS 対象病院の現状　(2) 包括払いとは
  - 4 病院の収支構造　14
    - (1) 収支になる要素　(2) 支出される内容
  - 5 病院薬剤師が関与する保険点数（主な診療報酬）　16
  - 6 持参薬の取り扱い　17
    - (1) 持参薬とは　(2) 持参薬の安全な使用
  - 7 地域医療と薬薬連携　18
    - (1) 地域医療　(2) 薬薬連携

2 病院における薬剤師の役割 …………………………… 松本　邦洋 …… 20
  - 1 はじめに　20
  - 2 業務概説　22
  - 3 調剤業務　22
  - 4 薬剤管理指導業務　23
  - 5 製剤業務　24
  - 6 薬品管理業務　24
  - 7 医薬品情報管理業務　25
  - 8 薬品試験業務　26
  - 9 治験業務　27
  - 10 これからの病院薬剤師　27

3　地域医療における薬剤師の役割——薬剤師の立場から……篠原　昭典………28
　　1　医療を取り巻く社会情勢の変化　29
　　2　税と社会保障の一体改革　30
　　3　在宅療養と薬　33
　　4　患者から見た薬局・薬剤師　34
　　5　服薬指導における薬剤師の役割　36
　　6　コスト構造から見た薬剤師の役割　37
　　7　地域における薬剤師の役割　38

4　地域医療における薬剤師の役割——医師の立場から……石橋　幸滋………39
　　1　地域医療に必要な要素　39
　　　　（1）近接性　（2）包括性　（3）協調性　（4）継続性　（5）責任性
　　2　総合診療医が期待する薬剤師の役割　41
　　　　（1）患者さんが最初に会う医療職としての役割　（2）患者さんが最後に会う医療職としての役割　（3）患者さん宅を訪れる医療職としての役割　（4）医師のパートナーとしての役割　（5）健康コーディネーターとしての役割　（6）地域医療の担い手としての役割
　　3　多職種協働における薬剤師の役割　44
　　4　地域で働く薬剤師へのメッセージ　46

5　医療事故を減らすために患者家族として、医療従事者として取り組んだこと……豊田　郁子………49
　　1　息子に起きた医療事故　49
　　2　医療者間のコミュニケーションエラー　50
　　3　患者・被害者の感情を知ることの大切さ　50
　　4　当該病院との和解　51
　　5　遺族が知ることのできない再発防止策　51
　　6　患者支援室の3つの機能　52
　　7　患者サポート体制における医療対話推進者の取り組み　52
　　8　医療対話推進者の業務指針及び養成のための研修プログラム作成指針　52
　　9　医療事故発生時の医療安全管理者と医療対話推進者の連携　53
　　10　医療対話推進者の実践に必要な研修　54

11　話し合いによる解決をめざす医療 ADR 機関　　56
　　12　産科医療補償制度の導入　　56
　　13　医療事故調査制度法制化　　57

6　サリドマイド患者として生きて　　増山ゆかり……58
　　1　母に伝えたい言葉　　58
　　2　サリドマイド事件とは──概要と教訓　　62

7　妊婦とくすり　　石川　洋一……66
　　1　はじめに　　66
　　2　流産や胎児の先天異常はみんなくすりが原因？　　66
　　3　妊娠中でもくすりを適正に使った方が良い症例もある！　　67
　　4　くすりを使って良いのか悪いのかなぜ不明確？　　68
　　5　授乳とくすりも同じ考え方でより良い方向に！　　69
　　6　頭への説明（科学理論）と心への説明（コンサルテーション）は別物！　　69
　　7　多くの情報からその人に最適なリスクとベネフィットの判断を！　　70

8　ワクチンと社会　予防接種は誰をまもるために？　　石川　洋一……71
　　1　はじめに：予防接種について　　71
　　2　最近の風疹の大流行から学ぶこと　　71
　　　　（1）2013 年の風疹の大流行　　（2）風疹はワクチンがあるのになぜ流行？　　（3）厚生労働省の 2013 年緊急対策　　（4）なぜ他人のために自分が予防接種を打つのか
　　3　予防接種法について　　73
　　4　麻疹の例から見る大流行の予防の問題　　75
　　5　先進国での予防接種の考え方　　77
　　6　おわりに：ワクチン・予防接種は誰を守るために？　　78

9　「予防＋治療型」診療による改革　　鈴木　彰……79
　　1　日本の医療の現状と課題　　79
　　2　国民の医療への意識と希望　　80
　　3　「予防＋治療型」歯科医療　　82

4　日本の医療への提言　86

10　統合医療の現状と今後の展望と予測 ……………稲田　善弘……87
　　　1　統合医療とは何か　87
　　　2　統合医療に組み込まれる各種療法　89
　　　　（1）インド医学　（2）中国医学　（3）食事療法・自然療法
　　　　（4）痛みやストレスを癒すボディワーク　（5）心理療法・心身
　　　　相関的アプローチ　（6）エネルギー（気）療法
　　　3　統合医療を実践する上での今後の予見と展望　93

11　日本における社会保障の現状と課題 ……………村田　正弘……94
　　　1　社会保障制度　94
　　　2　第二次大戦後の改革の変遷　94
　　　3　社会保障の内容　95
　　　4　給付と負担　97
　　　5　社会保障と税の一体改革　98
　　　6　年金制度　98
　　　7　医療保険制度　99
　　　8　介護保険制度　100
　　　9　終わりに　102

12　研究発表倫理入門 ……………………………………川北　晃司……103
　　　1　研究とは　103
　　　2　正直さ　104
　　　3　客観性　105
　　　4　入念さ　106
　　　5　公正な業績帰属　107
　　　6　おわりに：人文主義的随想　108

13　総合人文社会科学の現状と課題 ………………小松楠緒子……111
　　　──6年制薬学部における試み

　あとがき ……………………………………………………………………116

くすりと社会

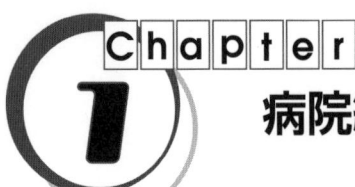

Chapter 1 病院経営における薬剤師の役割

1 医療施設の現状

医療施設はその形態が医療法によって定められており、規模や内容により病院、一般診療所、歯科診療所に分けられる。さらに病院は受け入れる疾患によって一般病院、精神科病院、結核病院（療養所）などが存在しているが、本章では特に病院で働く薬剤師が関わることで病院経営に貢献できる一面を紹介する。

(1) 病院数の推移

現在日本で開業している病院、診療所などの数は、2012（平成24）年10月末の厚生労働省調査で総数177,191施設、その内訳は病院8,565施設、一般診療所100,152施設、歯科診療所68,474施設で、病院の割合は全体の4.8％である（図1-1）。1990年の調査では病院が約19,600施設あったので約20年間で半数以下になったことになる。

病床数を見ると総数1,703,950床に対して病院は1,578,254床で全体の92％を占めているが、年々病床数は減少している（図

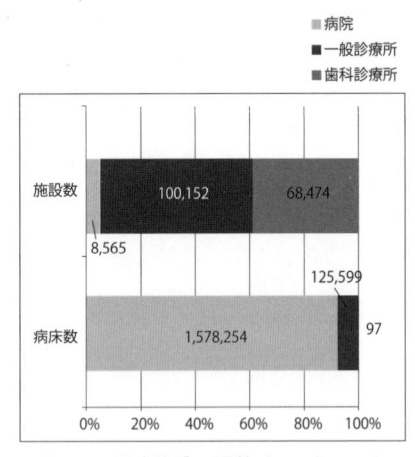

図1-1 医療施設の現状（2012年10月）
（厚生労働省統計データから作成）

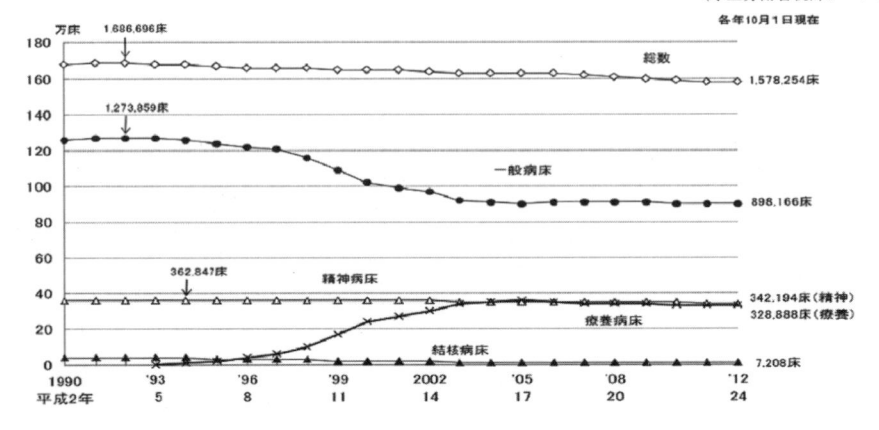

図1-2 医療施設の病床数（厚生労働省ホームページ）

1-2)。毎月の減少数を見ても顕著である（図1-3）。これは民間病院だけにとどまらず、公立病院（地方自治体の経営）も経営の悪化で閉鎖または規模の縮小を余儀なくされていることの表れである。公立病院では、特に2004年度にスタートした新人医師の臨床研修制度が影響しているとも言われている。大学病院を研修施設に選ぶ研修医が減ったため、多くの大学で派遣医師の引き揚げが始まった。そのため、派遣医師に頼っていた施設は診療科を縮小または閉鎖せざるを得ない状況となっている。

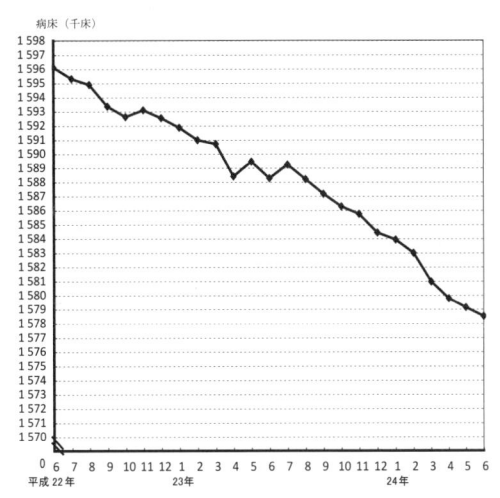

図1-3 病床数の減少（平成24年6月末概数）
（厚生労働省医療施設動態調査より作成）

表1-1 都道府県別病床数（病院） （厚生労働省統計データを一部改編）

（単位：床）　　　　　　　　　　　　　　　　　　　　　　　　　　　　　　　平成26年2月

	総数	一般病床	精神病床	結核病床	療養病床	介護療養病床
全国	1 571 140	895 806	339 003	6 537	327 989	64 776
東京	127 616	81 537	22 835	601	22 498	5 344
大阪	108 481	65 573	19 313	665	22 852	2 686
北海道	97 330	53 353	20 669	283	22 935	4 493
福岡	86 321	43 141	21 523	285	21 316	4 197
神奈川	74 189	46 583	13 864	166	13 507	2 231
愛知	67 654	40 437	12 991	256	13 900	2 528
兵庫	64 245	37 933	11 728	200	14 340	2 294
埼玉	62 082	35 472	14 399	171	12 008	1 706
千葉	57 185	34 604	12 702	167	9 654	1 522
広島	40 778	21 379	9 039	155	10 143	2 629
静岡	38 648	20 981	6 883	168	10 568	2 228
京都	35 927	22 893	6 388	306	6 304	3 134
熊本	35 282	16 760	8 947	205	9 322	2 237
鹿児島	34 512	15 249	9 831	181	9 207	1 038
茨城	32 277	18 861	7 462	128	5 778	1 012
岡山	29 306	18 502	5 720	216	4 842	713
新潟	29 185	17 301	6 774	80	4 994	1 788
山口	27 219	11 262	6 059	130	9 728	2 168
長崎	26 950	12 423	7 949	143	6 397	766
福島	26 003	15 340	6 577	98	3 956	458
宮城	25 483	16 065	6 268	62	3 060	185
群馬	24 719	14 593	5 186	69	4 823	700
長野	24 210	15 207	4 853	74	4 030	1 189
愛媛	22 750	12 370	5 171	88	5 095	1 157
栃木	21 635	12 219	5 155	115	4 118	492
岐阜	20 798	13 075	4 067	137	3 489	534
三重	20 592	11 470	4 784	44	4 270	978
大分	20 039	11 812	5 247	50	2 890	391
宮崎	19 299	9 476	5 844	97	3 852	808
石川	18 707	10 393	3 816	92	4 388	957
沖縄	18 678	9 605	5 192	67	3 790	407
高知	18 404	7 939	3 676	140	6 638	2 104
青森	17 924	10 521	4 511	66	2 806	681
岩手	17 756	10 584	4 440	127	2 567	397
富山	16 834	8 413	3 203	86	5 112	2 028
奈良	16 460	10 327	2 857	40	3 223	824
秋田	15 521	9 132	4 080	50	2 229	509
佐賀	15 115	6 433	4 284	30	4 344	1 043
山形	15 027	9 145	3 817	30	2 017	20
徳島	14 875	6 669	3 916	39	4 230	1 228
香川	14 671	8 435	3 441	118	2 659	629
滋賀	14 670	9 346	2 417	73	2 802	357
和歌山	13 722	8 736	2 099	73	2 782	566
福井	11 138	6 481	2 298	49	2 294	558
山梨	11 066	6 335	2 421	50	2 232	209
島根	11 040	6 399	2 324	33	2 254	397
鳥取	8 817	5 042	1 983	34	1 746	256

注：病院の総数には感染症病床を含む。

都道府県別に病床数をみると東京が最も多く、反対に最も少ないのが鳥取県でありバラつきが大きい（表1-1）。

（2）薬剤師数の推移

薬剤師法第9条では、2年ごとに薬剤師届出（薬剤師名簿登録番号、氏名、住所その他厚生労働省令で定める事項の届出）が義務づけられている。直近では2012年現在の届出薬剤師数が公表されている（表1-2）。

病院・診療所に勤務している薬剤師は52,704人で全体の18.8％である。1988年に比べて総数はおよそ2倍に増加しているが、2008年以降は横ばいである。これに対して薬局は153,012人で全体の54.6％を占め、1988年のおよそ3.3倍の増加率で、薬局が急速に伸びていることが分かる（図1-4）。日本薬剤師会の公表データによれば、薬局数は1980年頃およそ30,000店舗だったが、2008年には53,000店舗を超えている（図1-5）。また、日本チェーンドラッグストア協会（JACDS）は、2000年度から全国のドラッグストア総店舗数を調査して2012年度までのデータを公表しているが、調査開始当時に比べておよそ1.5倍に増加している（図1-6）。ちなみに、日本フランチャイズチェーン協会が調べた国内のコンビニエンスストアの店舗数は2012年度調査で50,206店舗である。ドラッグストアの店舗数はこれに及ばないが、薬局の店舗数は上回っている。

このように、この20年間で薬局などに勤務する薬剤師数は飛躍的に伸びているの

表1-2　薬剤師数の推移　（各年12月31日現在）

	総数	病院・診療所		薬局		男	女
1988年	143,429	38,339	26.7%	45,963	32.0%	61,109	82,320
1998年	205,953	49,039	23.8%	81,220	39.4%	82,950	123,003
2008年	267,751	50,336	18.8%	135,716	50.7%	104,578	163,173
2010年	276,517	52,013	18.8%	145,603	52.7%	108,068	168,449
2012年	280,052	52,704	18.8%	153,012	54.6%	109,264	170,788

（厚生労働省統計データより作成）

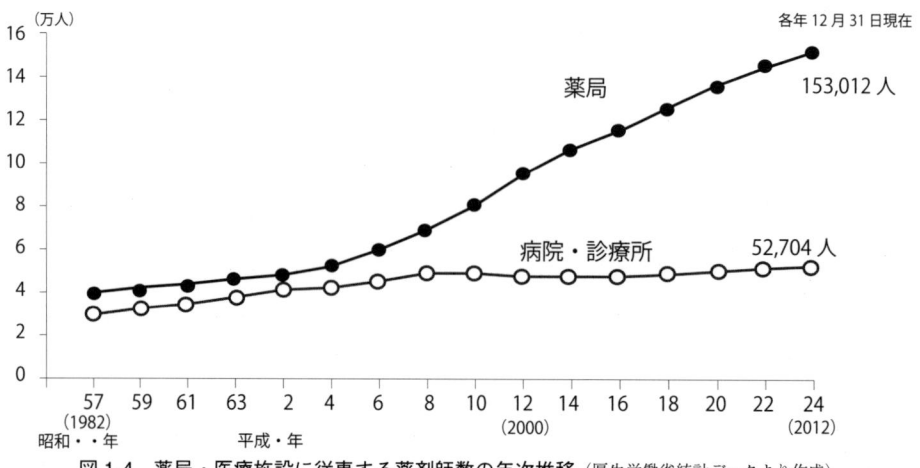

図1-4　薬局・医療施設に従事する薬剤師数の年次推移　（厚生労働省統計データより作成）

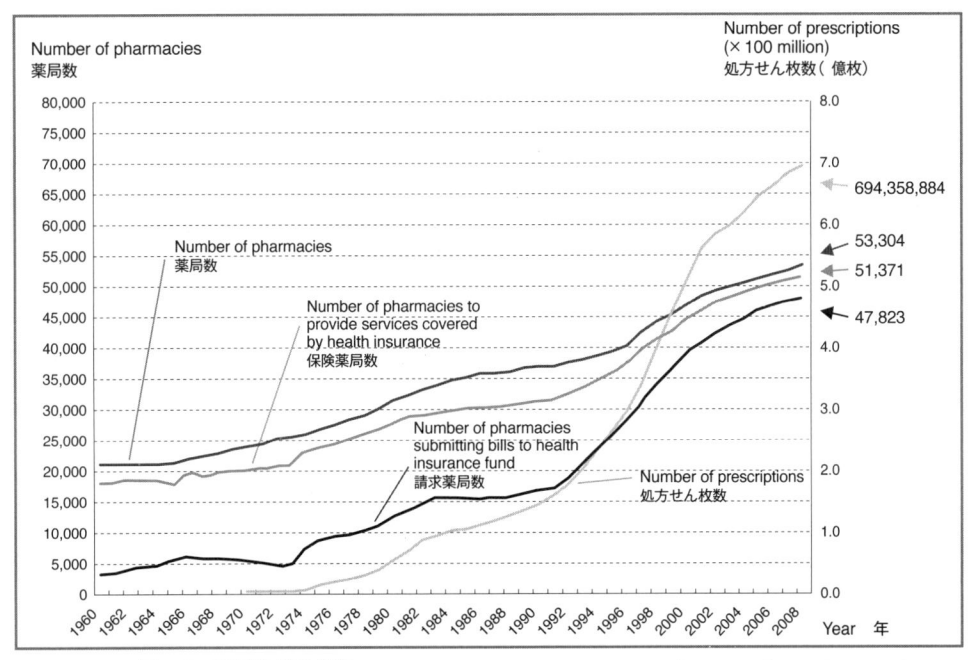

図1-5 薬局数等の推移（日本薬剤師会HPより　Annual Report of JP（日本薬剤師会の現況）2010-2011）

薬剤師法第九条
薬剤師は、厚生労働省令で定める二年ごとの年の十二月三十一日現在における氏名、住所その他厚生労働省令で定める事項を、当該年の翌年一月十五日までに、その住所地の都道府県知事を経由して厚生労働大臣に届け出なければならない。

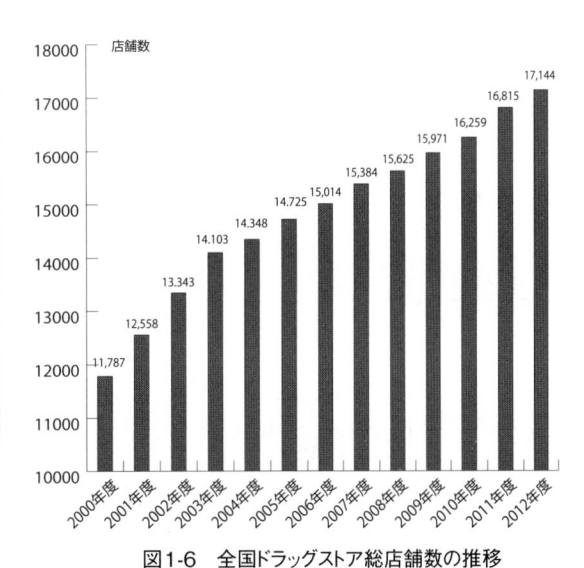

図1-6　全国ドラッグストア総店舗数の推移
（日本チェーンドラッグストア協会（JACDS）：日本のドラッグストア実態調査データより）

に対して、病院勤務の薬剤師はわずかな伸びである。しかしながら、全国の病院数が20年間で半減していることを考慮すれば、1施設あたりの薬剤師数は確実に増員していることになる。

2　日本の国民医療費

厚生労働省の直近の公式発表では、2011（平成23）年の国民医療費は総額38兆

5,850億円で20年前の約2倍まで増え続けており、国民1人あたり301,900円ではじめて30万円を超え、国民所得に対する比率は11.13%である（図1-7）。また、薬局調剤医療費は6兆6,288億円で構成割合は約17.2%に相当し、薬局調剤医療費の上昇は医療施設から発行される処方せん枚数からも見て取れる（図1-8）。20年前に比べると約5倍の上昇で、処方せん受取率（分業率、院外処方率に相当）も今では優に60%を超えている。医薬分業が進むにつれ、保険薬局の薬剤師が専門的な職能を活かし適切な薬物療法が行われるようになった。昔のような薬漬け医療は減少したが、さらに無駄な投薬を薬剤師がチェックすることで国民医療費の抑制につながるものと思われる。

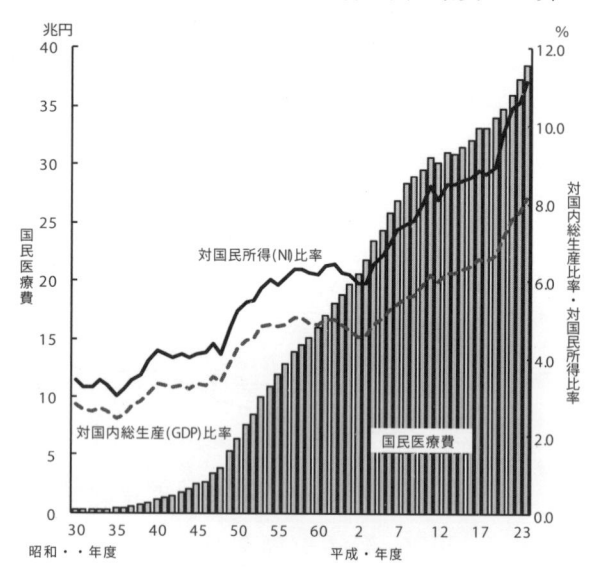

図1-7　国民医療費の推移（厚生労働省統計データ）

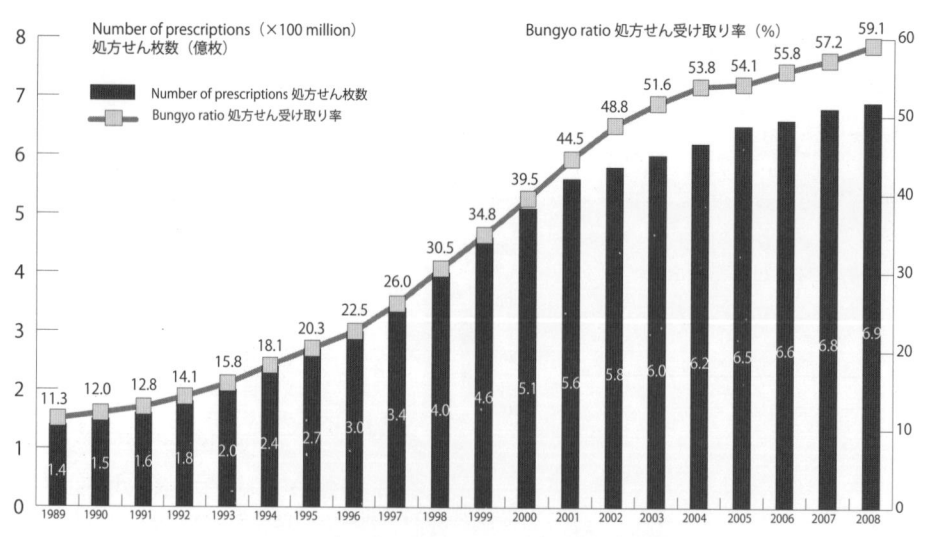

図1-8　処方せん枚数と処方せん受け取り率の推移
（日本薬剤師会HPより　Annual Report of JP（日本薬剤師会の現況）2010-2011）

3　DPC/PDPS 対象病院とは

(1) DPC/PDPS 対象病院の現状

入院患者を対象に診断群分類（DPC；Diagnosis Procedure Combination）によって包括払いが行われ、2003年4月から特定機能病院82病院を対象に導入された制度。

2014年4月現在参加見込みを含めると1,585病院が対象になっている（表1-3）。DPCという呼び方は導入当時、診断群分類を表していたが、包括支払制度の意味合いが強くなったため、2010年にDPC評価分科会で検討され、DPCを用いた1日あたりの包括支払制度であることからDPC/PDPSと表記されるようになった（PDPS；Per-Diem Payment System）。

（2）包括払いとは

治療にかかる医療費が定額払いで診断内容によって額が決められている。2014年度の包括評価対象になる診断群分類（DPC総数）は2,873分類である。

例として表1-4に関節リウマチの点数表を示した。関節リウマチでも手術の有無やその種類によって細かく分類され、さらに、入院期間によって点数

表1-3 DPC対象病院の推移

年度 及び データの時期	病院数	一般病床数
平成15年度対象病院（H15年4月）	82	66,497
平成16年度対象病院（H16年4月）	144	89,330
平成18年度対象病院（H18年4月）	359	176,395
平成20年度対象病院（H20年4月）	713	286,088
平成21年度対象病院（H21年4月）	1,278	430,224
平成22年度対象病院（H22年4月）	1,388	455,148
平成23年度対象病院（H23年4月）	1,447	468,362
平成24年度対象病院（H24年4月）	1,505	479,539
平成25年度対象病院（H25年4月）	1,496	474,981
平成26年度対象病院（H26年4月）（見込み）	1,585	492,206
（参考）全一般病院（※）（平成24年医療施設調査）	7,493	898,116

（平成26年度DPC参加病院 説明会資料（厚生労働省保険局医療課））

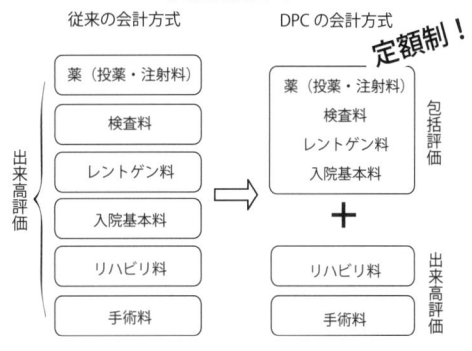

図1-9 DPC対象病院

表1-4 点数表例
【関節リウマチの点数表】

番号	診断群分類番号	傷病名	手術名	手術・処置等1	手術・処置等2	副傷病	重症度等	入院日(日) I	II	III	点数（点）入院期間I	入院期間II	入院期間III
1273	070470xx99x0xx	関節リウマチ	なし		なし			7	14	35	2,783	2,056	1,748
1274	070470xx99x1xx	関節リウマチ	なし		1あり			3	20	56	5,268	3,088	2,625
1275	070470xx99x2xx	関節リウマチ	なし		2あり			14	27	60	2,401	1,750	1,487
1276	070470xx99x3xx	関節リウマチ	なし		3あり			1	17	43	15,324	1,663	1,876
1277	070470xx99x4xx	関節リウマチ	なし		4あり			1	14	43	19,948	1,694	2,395
1279	070470xx99x6xx	関節リウマチ	なし		6あり			1	3	4	24,450	1,512	1,337
1281	070470xx97x0xx	関節リウマチ	その他の手術あり		なし			4	14	41	2,770	2,264	1,925
1282	070470xx97x2xx	関節リウマチ	その他の手術あり		2あり			17	34	83	2,493	1,844	1,567
1283	070470xx03x0xx	関節リウマチ	筋肉内異物摘出術等		なし			4	8	20	2,413	1,784	1,516
1284	070470xx03x2xx	関節リウマチ	筋肉内異物摘出術等		2あり			12	23	48	2,146	1,560	1,326
1285	070470xx03x3xx	関節リウマチ	筋肉内異物摘出術等		3あり			15	30	63	2,292	1,694	1,440
1286	070470xx02x0xx	関節リウマチ	関節形成手術 肩、股、膝＋人工骨頭挿入術 肩、股等		なし			7	14	31	2,390	1,765	1,500
1287	070470xx02x2xx	関節リウマチ	関節形成手術 肩、股、膝＋人工骨頭挿入術 肩、股等		2あり			14	27	46	2,232	1,629	1,384
1288	070470xx02x3xx	関節リウマチ	関節形成手術 肩、股、膝＋人工骨頭挿入術 肩、股等		3あり			16	32	54	2,368	1,751	1,488

（DPC制度 はやわかりマニュアル 2012年度版（田辺三菱製薬）より作成）

が変わる。入院期間は長くなるほど点数が低くなるので、効率の良い治療を行い可能な限り入院期間を短くすることで高い点数が付く。言い換えると入院期間が短いほど病院の収入が増えるという仕組みになっている。

入院中にかかる要素のうち入院基本料や投薬・注射などはホスピタルフィー的要素で包括の対象になるが、手術料や麻酔料、リハビリ料などはドクターフィー的要素で包括対象外になり出来高払いになる。つまり、包括対象の要素をできるだけコストダウンすれば病院の収益が上がるという仕組みになっている。

4　病院の収支構造

病院の収益（収入）は大きく分けて、医業収益と医業外収益に分類され、医業収益はさらに、入院診療収益と外来診療収益に分かれる。この入院と外来の収益は当然患者から支払われる診療費であり、患者数に影響するため病院では患者数の把握も大変重要な項目である。そして、総収益を延患者数で除したのが診療単価と呼ばれ、診療内容を把握するのに参考となる。入院（外来）単価が高くて、延患者数が多ければ病

表 1-5　一般病院における公民比較

（病院数） （平均病床数）		一般病院			
		医療法人 (190) (164.1)	自治体（257) (303.6)	社会保険関係団体 (15) (329.7)	その他公的 (120) (367.6)
収益性					
医業利益率	（％）	3.4	- 14.4	1.1	- 0.1
総資本医業利益率	（％）	4.9	- 9.5	1.3	0.6
経常利益率	（％）	3.8	- 0.8	1.9	2.7
償却前医業利益率（補正指標）	（％）	7.5	- 7.1	8.0	5.7
病床利用率	（％）	80.2	75.1	78.5	80.4
固定費比率	（％）	63.7	75.0	62.8	61.7
材料費比率	（％）	19.3	23.4	24.2	26.5
医療品費比率	（％）	10.5	14.4	12.9	17.4
人件費比率	（％）	53.7	63.1	49.5	52.0
委託費比率	（％）	5.3	9.2	8.3	5.9
設備関係費比率	（％）	8.9	9.5	10.1	9.1
減価償却費比率	（％）	4.3	7.2	6.9	5.8
経費比率	（％）	7.5	6.9	5.5	4.8
金利負担率	（％）	0.9	2.0	0.4	0.6
総資本回転率	（％）	118.1	76.2	103.6	91.6
固定資産回転率	（％）	203.9	102.3	303.3	147.1
医師人件費比率計	（％）	14.1	14.5	11.8	12.8
常勤医師人件費比率	（％）	10.2	11.5	9.5	10.1
非常勤医師人件費比率	（％）	3.6	3.1	3.2	2.7
看護師人件費比率計	（％）	16.6	22.0	18.9	18.8
常勤看護師人件費比率	（％）	15.4	20.4	17.7	17.8
非常勤看護師人件費比率	（％）	1.1	1.4	1.1	1.0
その他職員人件費比率計	（％）	17.7	14.5	12.0	11.5
常勤その他職員人件費比率	（％）	16.4	12.3	9.5	10.2
非常勤その他職員人件費比率	（％）	1.2	2.3	2.3	1.3
常勤医師1人当り人件費	（千円）	18.763	16.985	12.617	15.467
常勤看護師1人当り人件費	（千円）	5.627	5.579	5.165	5.410
職員1人当り人件費	（千円）	6.278	7.931	7.103	7.374
職員1人当り医業収益	（千円）	12.083	13.355	13.958	14.312

平成23年度　病院経営管理指標・医療施設経営安定化推進事業（厚生労働省医政局委託）

院にとっては嬉しい限りである。

入院診療単価（平均）　＝　入院収益　÷　延患者数
外来診療単価（平均）　＝　外来収益　÷　延患者数

　しかしながら、病院の収益性は厚生労働省が公表している病院経営管理指標の一般病院における公民比較によれば（表1-5）、病院の経営母体によってそれぞれの項目の構成比率（収益に対する比率）に違いのあることが分かる。

(1) 収入になる要素

　病院経営に大きく影響する病院収入であるが、患者から診療費として支払われる主な内容は次の通りである。

　　　初診料　　再診料　　投薬料　　注射料　　処置料＊　　手術料　　検査料
　　　麻酔料　　リハビリテーション料　　画像診断料　　文書料　　など
入院では、この他に
　　　入院基本料　　室料差額　　病衣代　　おむつ代　　など
　　　◎薬剤師の病棟業務に対するフィー：薬剤管理指導料、病棟薬剤業務実施加算など

　この中でDPC/PDPS対象病院では網掛けの項目が包括になる（処置料＊で1,000点未満は包括対象）。入院患者に限られるが、特に投薬料は病院の経営に影響を及ぼすくらいのウエイトがあるため、できるだけ安価な薬剤を使用することで定額の中から病院利益を上げることができる。つまり、DPC/PDPS対象病院では後発医薬品（ジェネリック医薬品）の採用が必須になっており、平成26年度の診療報酬改定では、入院で用いられる薬剤について後発医薬品の数量シェアで評価が加わるため数量ベースで60％を目指す病院が増えている。

　また、薬剤師の病棟業務に対するフィーはDPC/PDPS対象病院では包括対象外のため大きな病院収益となる。重要な薬剤師業務として平成9年の改正薬剤師法で調剤薬の情報提供義務が課せられ、外来や入院の患者が安全な薬物治療を受けられるよう適切な情報提供を行ってきた。そして、入院患者に対する薬剤管理指導には保険算定が認められ病院薬剤師の主たる業務となっている。その後、平成26年6月12日に施行した改正薬剤師法では情報提供義務だけでなく"必要な薬学的知見に基づく指導"の義務が課せられた。そのため、入院患者に対しては薬剤管理指導業務や病棟薬剤業務実施加算にかかわらず退院指導も含めて薬学的知見に基づいた指導が法律で義務付けられたことは重く受け止めたい。勿論、外来患者に対しても同様である。これまで指導を行ってきた病院も積極的に行っていなかった病院も、法律で義務付けられた以上適切な指導を行わなければならない。そして、入院患者に対する適切な指導に対しては保険算定が認められるので、すべての入院患者に対して指導を完全実施することで病院収益に貢献することは必至である。

(2) 支出される内容

病院で支出される内容で最も比率の高いのが給与費で病院収入のおよそ55％である。その他、薬剤費、診療材料費などを差し引くと5％程度しか残らない。そのため、病院の経営を安定化するには給与費（人件費）や委託費をできるだけ抑え、さらに、薬剤費を抑えることが必須になる。しかし、このようなコスト削減はどの病院でも取

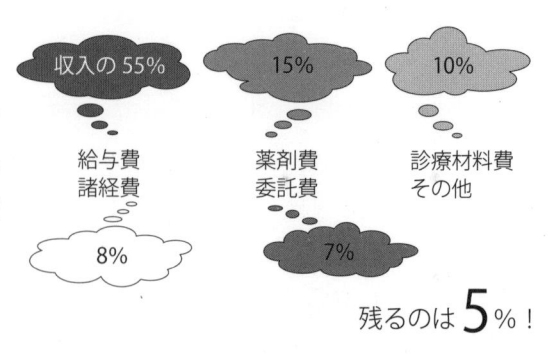

収入の55％　給与費諸経費
15％　薬剤費委託費
10％　診療材料費その他
8％
7％
残るのは5％！

図1-10　病院支出の内容

り組んでいることであるが、表1-5の公民比較では、給与費、医薬品費ともに差のあることに注目したい。

病院経営における薬剤師の役割として、病院経営に影響を及ぼす薬剤費の検討には積極的に参画する必要がある。採用薬剤の品目数を抑えるとともに、適切な使用方法がなされているかどうかの検証、さらに、ジェネリック医薬品の採用を促進するための検討が期待されている。

5　病院薬剤師が関与する保険点数（主な診療報酬）

平成24年度の診療報酬改定では病院薬剤師の病棟業務評価が高まった。平成26年度の診療報酬改定では保険薬局の在宅医療に関する評価が高まったこと、病院薬剤師のがん患者指導管理料が新設されたことは評価に値する。

現在、病院に勤務する薬剤師が業務を行うことで付加される主な保険点数（1点＝10円）は以下の通り。

```
(1)  薬剤管理指導料
       ▷ 患者1人につき週1回、月4回限度
          ・救命救急入院料等算定患者                     430点
          ・特に安全管理が必要な医薬品（ハイリスク薬投与患者） 380点
          ・上記以外                                 325点
       ▷ 加算
          ・麻薬管理指導加算（1回につき）                50点
(2)  病棟薬剤業務実施加算（週1回）                     100点
(3)  退院時薬剤情報管理指導料（退院時1回）               90点
(4)  がん患者指導管理料（条件を満たした薬剤師）           200点
          ・外来化学療法加算1                        A 580点、B 430点
          （15歳未満の患者に対して行った場合            A 780点、B 630点）
          ・外来化学療法加算2                        A 450点、B 350点
          （15歳未満の患者に対して行った場合            A 700点、B 600点）
(5)  無菌製剤処理料1（悪性腫瘍に対して用いる薬剤、1日につき）
          ・閉鎖式接続器具を使用した場合                150点
          ・揮発性の高い薬剤の場合                     100点
          ・それ以外                                 50点
```

・無菌製剤処理料2(1以外のもの)	40点
(6) その他、薬剤師が加わるチーム医療として	
・栄養サポートチーム加算(入院中、週1回)	200点
・医療安全対策加算1または2(入院初日)	85点または35点
・感染防止対策加算1または2(入院初日)	400点または100点

400床規模の病院を例に薬剤指導に関して年間の算定件数が以下の場合

〔平均在院日数 18日(厚生労働省統計データ2012年)、病床利用率90%として推定〕
▷ 薬剤管理指導患者数7,200人(成人)として
・薬剤管理指導　　　　　　　　　　　　　　　　14,000件
　　　(内、ハイリスク薬投与患者への指導5,000件)
・退院時指導　　　　　　　　　　　　　　　　　7,000件
・麻薬指導　　　　　　　　　　　　　　　　　　1,000件
・病棟薬剤業務実施加算　　　　　　　　　　　　14,000件

これらを合計すると69,050,000円。現在の病院薬剤師は、病棟を中心に業務を行うことで病院収入をサポートし病院経営に貢献することができる。

6 持参薬の取り扱い

(1) 持参薬とは

入院時に患者が病院に持ち込む薬剤のことで、入院前に他科や他の医療機関でもらった薬剤、そして、自分で購入したOTC薬(Over The Counter Drug；一般用医薬品)が中心である。しかし最近は、この他にサプリメントや健康食品も多く含まれるのが特徴である。

(2) 持参薬の安全な使用

以前はDPC/PDPS対象病院においては、病院の収益性を上げるために持参薬を効率よく活用していたが、入院することが決まってから入院中に使用する予定の薬剤を前もって外来で処方する病院が増え、これによって患者自身の負担増になることから現在は特段の理由がない限り、外来において事前に処方することは禁じられている。

しかしながら、入院の契機となった疾病とは別に患者が普段から服用している常用薬などが持ち込まれることが多いため、持参薬は薬の専門家である薬剤師が積極的にチェックを行い、担当医師に情報提供を行うべきである。電子カルテを運用している病院では、電子カルテへの登録が可能で情報の共有が可能になり、薬剤師が関与することで医療安全面でのメリットが大きい。また、薬剤師が持参薬の調査を行う際に、持参した患者または家族から情報を得るために面談を行うことで病棟薬剤業務の加算にもつながる。

近年、外来患者が普段から服用している薬の相談やアドバイスが受けられる持参薬コーナーや薬剤師外来を設ける施設が増えている。

7 地域医療と薬薬連携
(1) 地域医療

　病気になったらすぐに病院にかかるという習慣を大きく変えつつあるのが地域医療である。セルフメディケーションの概念で、軽い症状であればかかりつけの薬局に行き、薬剤師に相談してOTC薬を選択してもらう。もし、薬剤師の判断で医療施設を受診する必要性があれば適切な医療機関を紹介してもらうこともできる。これが地域医療連携で以前の病院志向型医療から変わりつつある。

　また、いきなり病院の専門医にかかるのではなく、地元でかかりつけの開業医を受診して総合的に診断してもらう、いわゆる総合医（ジェネラリスト）によるプライマリーケアも重要視されており、平成26年度診療報酬改定では主治医機能の評価として地域包括診療料が新設された。

　一方、病気にならないように地域で予防活動や健康増進のための活動が行われることも多くなってきた。

(2) 薬薬連携

　病院や診療所と保険薬局の連携は大変重要で、情報を共有することで医薬品の適正使用、副作用の回避、調剤方法の統一化、患者の服薬サポートなどが可能になる。

　これからの薬薬連携は医療機関と保険薬局が情報を共有するだけにとどまらず、地域の中核病院は地域の情報発信源として活用されるよう情報の整備が求められている。そして、薬剤師のスキルアップのためには大学も加わり公開講座や研修会を通じて連携が行われている。さらに最近では、OTC薬とともに健康食品やトクホ（特定保健用食品）の需要が伸び、ドラッグストアの連携も忘れてはならない。

　そのため、病院（診療所、開業医）、保険薬局、大学、ドラッグストアを合わせた薬薬薬薬連携が求められているのが実情である。また、薬剤師による患者状態の把握により未然に副作用を回避するプレアボイドによって医療経済効果に貢献している報告も増えていることから、地域で情報を共有し薬剤師としての専門性を活かすことが求められている。

　この地域医療と薬薬

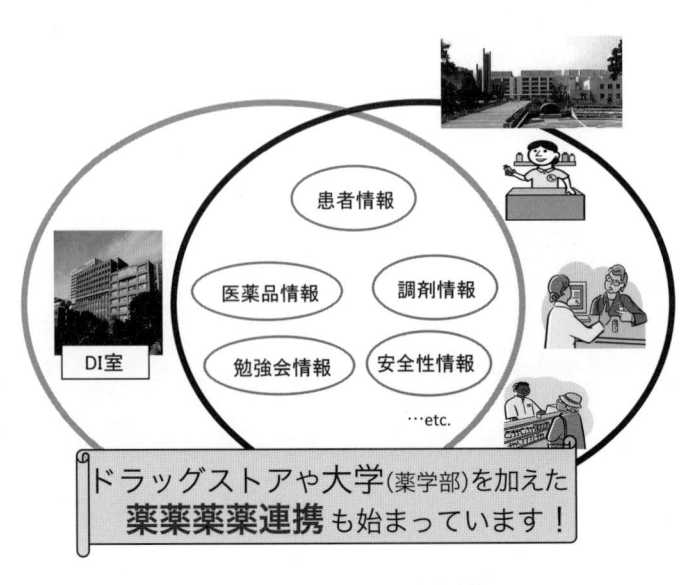

図1-11　これからの薬薬連携

連携は病院経営に無関係のように思われるが、実は大変重要な意味を持っている。病院に患者が来なければ病院が衰退してしまうのは必至で、病院経営を安定させるには地域の評判は絶対に無視できない。地域の開業医や診療所から病院への紹介、保険薬局から医療機関への紹介、そして、医療機関から保険薬局への院外処方せんの還元。これらの連携があればこそ患者にとって充実した医療が受けられ、その安心感、満足感は病院への信頼となり、この信頼こそが病院経営を安定させる。　　　　　［原澤秀樹］

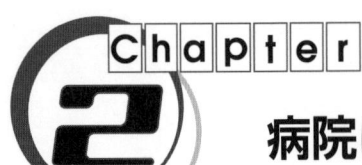

Chapter 2 病院における薬剤師の役割

1 はじめに

6年制薬学教育が開始され、既に9年が経過した。新制度下での卒業生も3期を数え、その活躍が始まっている。6年制薬学教育が立ち上がった大きな目標にひとつに、臨床薬剤師の育成という、病院薬剤師側からの強い求めがあったことがあげられる。臨床薬学、特に病態と治療、症例解析学など、疾病と薬剤について学ぶことが重視されてきている。

病院における薬剤師の業務内容は、この20年で大きく変化し、病棟活動が中心となり、院内感染予防や栄養管理といったチーム医療に大きく関わり、病院全体のマネジメントに活躍の場が広がっている。これはこの間だけでの動きではなく、それ以前の長い年月、多くの病院薬剤師たちの地道な活動があったからこそ発展していくことができたのである。

1970年代まで、病院薬剤師の業務は調剤室や製剤室が中心であった。病院という患者治療の現場にいながら、その第一対象者である患者に対して、直接的には何のアプローチもしていなかった、また周囲の理解もさほど得られずにいた。1980年代の特定薬剤治療管理業務という、いわゆるTDM業務が保険請求として認められてから、業務の方向性が大きく変化し始め、看護師をはじめとした薬剤に関わる他の職種が行っていた業務へ徐々に関わりを持つことで病棟活動が開始された。患者に対しての服薬指導が始まり、カルテを閲覧することができるようになり、その後、カルテの所定欄に薬剤師からの情報ということで記載することもできるようになった。1994年の薬剤管理指導料が認可されてからの大きな動きである。現在では常識となっている薬剤師の病棟での活動には、その理解を得るために、また業務として算定されるためにも、多くの時間とエネルギーが必要とされたのである。

2010年の厚生労働省医政局通知「医療スタッフの協働・連携によるチーム医療の推進について」で、医療の質の向上および医療安全の確保の観点から、チーム医療において薬剤の専門家である薬剤師が主体的に薬物療法に参加することが有益である、との指摘がなされ、薬剤師を積極的に活用することが可能な業務が示された（次頁表参照）。これらの多くが入院患者に対するもの、そして病棟での業務となっている。これらの活動に対して、2012年の診療報酬改定において、病棟薬剤業務実施加算、いわゆる病棟業務としての全入院患者対象とした100点加算が新設されたのである。

その背景には、先に述べた6年制薬剤師の輩出に代表されるような医療・臨床に強い薬剤師、常に最新の薬剤や医療技術を十分に理解していることが必須であり、今後、病院薬剤師としての地位を更に向上させ、臨床薬剤師として大いに患者、医師をはじめとする医療スタッフに貢献していくためには、日々進歩していく薬物療法について積極的に学ぶ必要があることは言うまでもない。

　そのためにも、現在における病院薬剤師業務を理解しておく必要があり、本章ではこれについて述べる。

1）薬剤師を積極的に活用することが可能な業務

　以下に掲げる業務については、現行制度の下において薬剤師が実施することができることから、薬剤師を積極的に活用することが望まれる。

① 薬剤の種類、投与量、投与方法、投与期間等の変更や検査のオーダについて、医師・薬剤師等により事前に作成・合意されたプロトコールに基づき、専門的知見の活用を通じて、医師等と協働して実施すること。

② 薬剤選択、投与量、投与方法、投与期間等について、医師に対し、積極的に処方を提案すること。

③ 薬物療法を受けている患者（在宅の患者を含む。）に対し、薬学的管理（患者の副作用の状況の把握、服薬指導等）を行うこと。

④ 薬物の血中濃度や副作用のモニタリング等に基づき、副作用の発現状況や有効性の確認を行うとともに、医師に対し、必要に応じて薬剤の変更等を提案すること。

⑤ 薬物療法の経過等を確認した上で、医師に対し、前回の処方内容と同一の内容の処方を提案すること。

⑥ 外来化学療法を受けている患者に対し、医師等と協働してインフォームドコンセントを実施するとともに、薬学的管理を行うこと。

⑦ 入院患者の持参薬の内容を確認した上で、医師に対し、服薬計画を提案するなど、当該患者に対する薬学的管理を行うこと。

⑧ 定期的に患者の副作用の発現状況の確認等を行うため、処方内容を分割して調剤すること。

⑨ 抗がん剤等の適切な無菌調製を行うこと。

2）薬剤に関する相談体制の整備

　薬剤師以外の医療スタッフが、それぞれの専門性を活かして薬剤に関する業務を行う場合においても、医療安全の確保に万全を期す観点から、薬剤師の助言を必要とする場面が想定されることから、薬剤の専門家として各医療スタッフからの相談に応じることができる体制を整えることが望まれる。

（平成22年　厚生労働省医政局通知「医療スタッフの協働・連携によるチーム医療の推進について」より）

2　業務概説

病院薬剤師業務は、その時代のニーズ、環境、診療報酬の改定などにより、大きく変化してきた。医薬分業の進展により、外来患者に対する調剤業務を地域の保険薬局に移行した施設が増え、年々院外処方せん発行率が増加してきた。それにより現在の病院薬剤部の業務は、院内患者、すなわち入院患者に対する業務が主流となっている。

今後の医療体制としては、医師は総合的に患者を診断して大きな治療方針を決定し、薬剤師は薬の専門家として、その患者個々に最適な薬剤を選択し、用量、用法を考え、医師や全ての医療スタッフとともに治療に関わっていくことが求められていくであろう。そのためにも、病院薬剤師にとって最も重要な業務が「薬剤管理指導業務」であり、病棟薬剤業務の実施である。病棟に常駐することで入院患者一人ひとりの患者のもとに出向き、薬剤の効果や副作用を直接確認すること、そして医師や看護師と連携しチーム医療を推進することで、患者にとって安心、信頼できる医療行為の一翼を担っていくことが重要である。

病院薬剤師の役割は、患者個々にとって、安全で質の高い最適な薬物療法を提供することにある。様々な業務がこれに関係することとなるが、病院薬剤師の業務として、概略は次のものである。

1) 正確な調剤（注射剤含めて）
2) 病棟活動と患者薬歴管理、服薬指導
3) 医薬品の供給
4) 医薬品情報の提供と院内教育
5) 医薬品適正使用のための院内指導
    （レジメン管理等も含めて）
6) 副作用、有害事象の未然防止と対応管理
7) 他の医療スタッフと連携（チーム医療）して、安全で質の高い薬物療法の提供
8) 処方設計へ関与し、ジェネリック薬品の有効利用も含めた薬剤費の削減や医療費の軽減への貢献
9) 研究活動

病院薬剤師の業務
調剤業務
薬剤管理指導業務
製剤業務
医薬品管理業務
医薬品情報管理（DI）業務
医療安全対策への参画
治験薬管理、治験コーディネーター（CRC）
院内感染対策チーム（ICT）
栄養サポートチーム（NST）

3　調剤業務

調剤業務は、薬剤師業務の根幹をなすものである。病院において外来患者に対して注射剤以外の薬剤を処方せんによって投薬する場合には、先に述べたように現在は多くの病院では院外処方を発行して、地域の保険薬局で調剤されている。しかし、その病院の院内製剤など特殊な薬剤を含む処方せんであったり、特定な管理を要する薬剤の処方せんである場合などは、院内処方せんとして当該病院の薬剤部で調剤する場合

がある。また、抗がん剤化学療法を外来日帰りで行うことも増えており、その場合は薬剤部で当日の朝に混合調製する施設が多い。これは、外来化学療法加算が算定可能であるためで、多くの病院で普及してきている。

病院薬剤部の調剤業務は、入院患者に対する「入院処方せん」の調剤が主である。多くの場合は薬剤管理指導業務の対象となっている患者であり、薬歴を記載しているため処方薬の変化を知り、患者の状況を把握できる。

入院患者への注射薬以外の処方は、ほぼ一週間分を基本として「定時処方」として処方され調剤される。それに加えて、患者にとって必要な薬剤が随時「臨時処方」として病棟から薬剤部に提出、調剤される。また、入院患者への定時処方薬を調剤する場合には、多くが自動錠剤分包機によって一包化するため、その機器によっても薬歴が管理できる場合がある。

調剤を行う場合には、まず処方せん監査をしっかり行い、処方された薬剤の効能・効果、用法・用量等に十分注意し、薬剤の性状、特性、保存条件等を考慮して行うことは言うまでもない。

また、当該病院の医師から発行された院外処方せんに対する事前監査を薬剤部で行った後、患者に交付する病院もある。院外処方せんの疑義照会をできるだけ未然に防止するためである。

注射薬の処方せんは、患者の状態によって変化する場合が多いため、ほぼ毎日、一日分ずつの調剤を行う。処方せんに基づく注射剤の取り揃えを実施し、病院によっては、混合調製を行う。薬剤管理業務を算定するためには、当該患者の注射剤は処方せんに基づき患者ごとにセットしなければならない。また、薬剤師が必要な設備のもとで中心静脈栄養用の高カロリー輸液を調製した場合や抗がん剤調製を行った場合には加算の算定が可能であり、病院薬剤師としての業務拡大の重要な部分となっている。特に、病院に受診した外来患者の日帰り抗癌剤注射剤調製については、「外来化学療法加算」の対象になることもあり、多くの病院で実施されている。

注射剤の調剤のためには、通常の調剤の注意点に加えて、薬剤の安全性、安定性、配合変化、分割使用の可否等にも注意し、薬剤師の専門性を十分発揮することができる業務である。

4 薬剤管理指導業務

薬剤管理指導業務は、入院患者を対象とした注射剤を含めた調剤、医薬品管理、薬歴管理、患者服薬指導などの幅広い知識や技術、技能をもって、総合的に行うものである。注射剤の混合は規定上はなされていないが、患者ごとにセットする必要があり、服薬指導の重要性が規定されている。

薬剤管理指導業務は、患者サービスの向上、医薬品の適正使用、チーム医療の充実が主目標であり、病院薬剤師の職能が発揮できる最も重要な業務と言える。

薬物療法の安全確保の観点から、重複投与の防止、併用禁忌のチェック、副作用の未然防止など、薬物療法のリスクマネジメントとしての役割が期待されている。

またこの業務と相関するものとして、各病棟に週20時間以上薬剤師が常駐している病院の患者に病棟薬剤業務実施加算、いわゆる病棟業務としての全入院患者対象とした100点加算が2012年に新設された。薬剤師が病棟でその知識と技能を用いて様々な活動をしていく動きに、大きな追い風となっている。

5　製剤業務

製剤とは医薬品を製造することであり、通常は医薬品製造業者の認可を受けた企業が行う。しかし、ここで言う製剤業務とは、当該病院内ですべて消費されるべく病院薬剤師が調製した薬剤のことであり、使用頻度の高い薬剤（散剤の混合品、分包品、希釈散、希釈液の調製）を作り置きするものと、市販されていない特殊な治療に用いる薬剤を調製するものが存在する。

製剤は、調剤と違って不特定多数に対して使用されるものである。調剤同様、調製の過誤、異物混入があってはならない。

6　薬品管理業務

医薬品を「もの」として管理することも病院薬剤師の業務であり、以下の3点に分けられる。

1）在庫管理

医薬品を必要としている臨床の現場に、あらかじめ準備しておいたり、すみやかにそれを供給することを目的としている。医薬品の購入、供給、在庫と一連の流れを熟知し、薬剤師独特の予想をもって無駄のない在庫管理を行う。

2）品質管理

品質の管理とは、保存条件、使用期限、人体に使用するにふさわしい状況のものか、等を管理するものである。

3）安全管理

安全管理は、その医療施設の医療の質を担う重要な医薬品管理業務のひとつである。

医療機関には医療安全管理部門があり、医療安全管理者が設置されているが、さらに厚生労働省は薬事法第9条の規定によって施行規則の一部を改正し、2007年4月から病院・診療所に「医薬品安全管理責任者」を置くこと、及び「医薬品の安全使用のための業務手順書」の作成を義務付けた。病院薬剤師の役割として、この部門を背負っていることを知っておく必要がある。

薬品安全管理の方法	特に安全管理が必要な医薬品
・処方せんの疑義紹介徹底 ・類似名、類似形態医薬品の配列の工夫 ・医薬品使用方法の周知徹底 ・その他	・抗悪性腫瘍剤 ・免疫抑制剤 ・不整脈用剤 ・抗てんかん剤 ・血液凝固阻止剤 ・ジギタリス製剤 ・テオフィリン製剤 ・カリウム製剤（注射薬に限る） ・精神神経用剤 ・糖尿病用剤 ・膵臓ホルモン剤 ・抗HIV薬

厚生労働科学研究「医薬品の安全使用のための業務手順書」の作成マニュアルにおいて「ハイリスク薬」とされているもの

- 投与量等に注意が必要
- 休薬期間が設けられている、または服用期間の管理が必要
- 併用禁忌や多くの薬剤との相互作用に注意を要する
- 特定の疾病や妊婦等に禁忌
- 重篤な副作用回避のために定期的な検査が必要
- 心停止等に注意が必要
- 呼吸抑制に注意が必要な注射剤
- 投与量が単位（Unit）で設定されている注射剤
- 漏出により皮膚障害を起こす注射剤

7　医薬品情報管理業務

　院内のすべての医療関係者に対して医薬品情報（Drug Information：DI）を提供することは、適正な薬物療法を行っていくうえで大変重要で、病院薬剤師の重要な業務である。病院には、「医薬品情報室」などの部署が設置されており、この設置も「薬剤管理指導業務」を算定するための要件となっている。

　情報の提供には、その根拠となる医薬品情報が必要である。そのため情報を検索収集し、評価し、加工する能力が必要となる。

　情報管理は、個々の医薬品に関するものから、新規採用薬品や削除薬品の周知など

すべての部分に及ぶが、副作用が生じた場合の報告等、院内で発生した事項を収集することも大切である。

また、「緊急安全性情報」が各メーカーから発出された場合、早急に周知する必要があり、その他、使用上の注意の改訂の情報など、医療関係者に対して理解しやすい、わかりやすい方法で周知していくことが望まれている。

医薬品情報室では、医薬品ばかりでなく、医療機器についても情報管理を行っていることが多い。

その周知方法は、「DIニュース」などの印刷形態の配布が主流であったが、現在では院内パソコンのサーバーを利用し、タイムリーに周知する場合も多くなっている。

院内の関係者からの問合せ、照会があった場合にも対応する。そして、これを記録に残し、複数回の事柄であったならば、院内に周知することが必要となる。

患者向けの薬剤部からの情報提供もこの業務である。

```
医薬品情報管理業務
・副作用
・新薬
・使用頻度
・新規採用
・採用中止
・薬事委員会資料作成
・くすりに関する相談
・製薬会社との面談
etc.
```

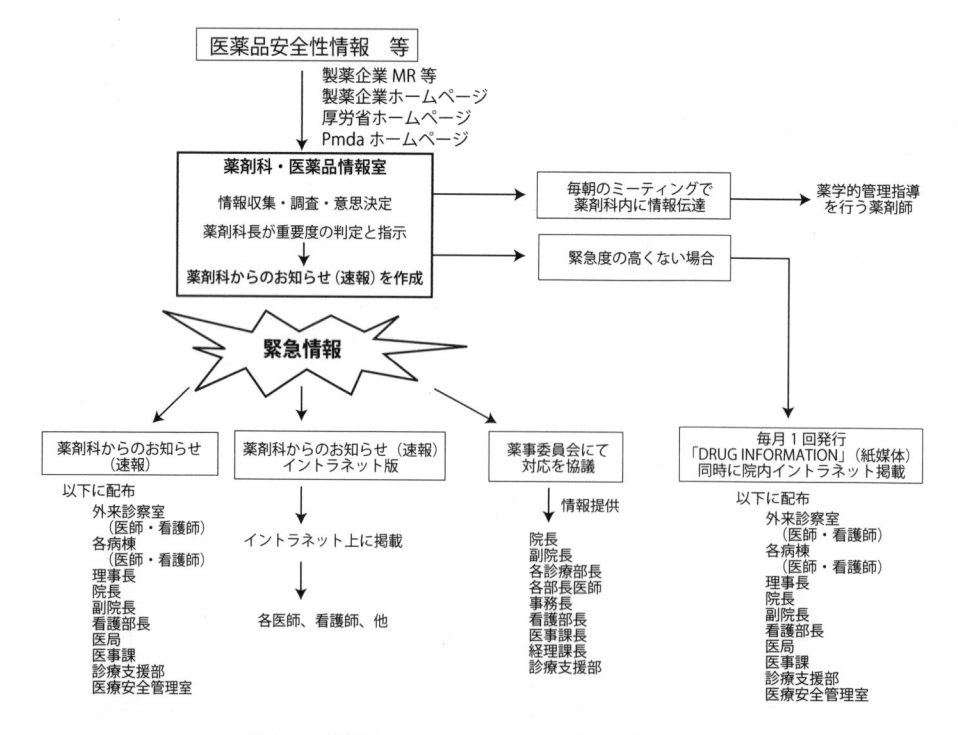

図2-1　薬剤科からのお知らせ（速報）情報伝達の流れ

8　薬品試験業務

医薬品は、その安全性、有効性を確認した上で適正に使用されなければならない。以前は品質上から各種試験は必要であり、そのための業務であったが、現在は、薬物

体内動態や薬力学を中心に据え、TDM（Therapeutic Drug Monitoring：薬物治療血中濃度モニタリング）を行う業務となっている。

この業務については、病院によっては検査部で測定をしたり、外部の検査業者に依頼して測定している施設も多いが、用法用量の設定を検討する場合には薬剤部が関わる必要がある。

9　治験業務

治験を円滑に進行させるため、院内CRCとして活動していく業務である。患者に十分な説明を行い治験参加の同意を得、その後は毎回の投薬をチェックし、プロトコールの違反がないか、副作用が生じていないか等のチェックを行う。特に併用薬、サプリメントの服用などに関しては、薬剤師としての知識が必要となる業務である。

10　これからの病院薬剤師

6年制薬学教育が始まり、臨床薬学、医療薬学が重視されている。

病院薬剤師は、医薬品という"もの"を扱う専門的な職業人であることに変わりはないが、薬剤管理指導業務を行う上で必要な情報は自分自身で確認して入手する。その手段として、必要に応じて患者さんに触れ、検査値が必要であれば採血も行う、といったフィジカルアセスメントを行っている施設も出てきた。医薬品の適正使用を確認するため、このような業務が拡大していくことは明白であり、より患者に近づいた業務の必要性が高まっている。

6年制教育を受けて育った薬剤師は、チーム医療の一員として活躍することが期待され責任も大きくなってくる。その責任の分、権利も拡大することが必要となってくるであろう。近い将来、まず病院に勤務する薬剤師が処方権の一部を担うことも可能になることを期待している。

臨床現場で病院薬剤師がどのような役割を担えるのか、薬のスペシャリストとして患者に最適な薬物治療を行うために、今がまさしく正念場なのである。　　[松本邦洋]

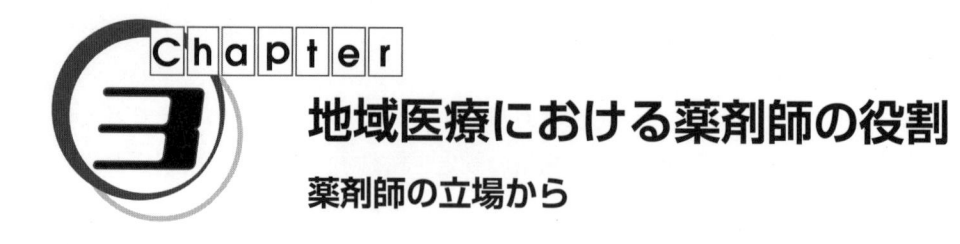

Chapter 3 地域医療における薬剤師の役割
薬剤師の立場から

　現在の様にほとんどの薬局が調剤専門薬局となるまでの医薬分業の変遷を確認したい。

　昭和50年まで薬局は、地域の健康づくり支援の役割を担う存在であり、医療機関が十分に無かった事も併せて簡単な病気・怪我は、医師に頼らず薬局で薬を購入し治す手法が取られていた。もちろん薬局は、一般用医薬品販売だけではなく、健康食品・衛生材料・日用雑貨まで幅広く供給し、まるで現在のドラッグストアと同様な品ぞろえであった。その為、地域住民の健康・生活拠点としての機能を確立し、地域において信頼される職業であった。その根底には国民の中に自己治療（セルフメディケーション）があった事は否定できない。

　医薬分業に関する流れとしては、昭和26年に医師法・歯科医師法に、処方せん交付の義務が示されたのが最初になる。しかし医薬分業が進展・定着する事はなく、昭和49年に処方せん料が100円から500円に引き上げられるまで、実質的な分業がスタートしなかった。よって、この49年を医薬分業元年と言う事が多い。

　薬局を取り巻く環境が、この昭和49年以降大きく変化した。昭和50年4月に薬事法における薬局距離制限に対する違法判決があり、距離制限が撤廃され薬局の乱立が始まった。さらにこの年、現在のドラッグストアが誕生し、大規模店による品ぞろえの確保と共に、一般用医薬品・衛生材料などの乱売が始まった。加えて一部の医薬品が医薬部外品になるなど規制緩和も進み、地域小規模薬局へ一般用医薬品購入のための来店者が激減するという事態に至り、一般用医薬品や衛生材料等の販売（物品販売）で経営が成り立たない状態に陥ってしまった。

　これらの流れを受け平成初期には多くの小規模薬局が調剤業務にシフトし、所謂パパママ（調剤）薬局が数多く誕生する事となった。当時小規模調剤薬局における調剤とOTC販売売上高は95％対5％とも言われ、ほとんどの薬局が調剤専門であり、医科中心の医師（処方医）追従型調剤薬局と

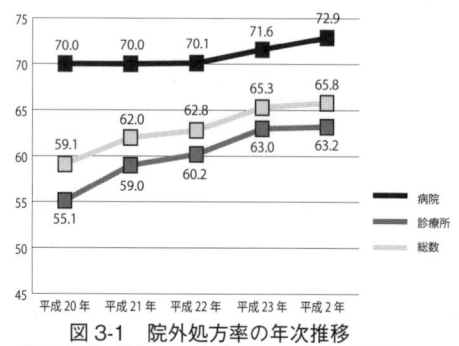

図3-1　院外処方率の年次推移
（厚生労働省　平成24年社会医療診療行為別調査の概況）

なり、昭和50年代まで担っていた健康作りステーション機能を失う事となった。

現在、医薬分業率が65％とも言われ（図3-1）分業率は高くなったが、その根幹をなす分業目的（社会に求められる薬学的管理指導）が果たされておらず、それらの事が医薬分業批判、薬局・薬剤師不要論にまで発展している。

特に現在は経済的要因による政治的判断が強く、経済的要因による国策として医薬分業が衰退する可能性も否定できない状態にある。

これらの事を踏まえて、再度地域医療における薬剤師の役割を薬剤師の立場から検討してみたい。

1　医療を取り巻く社会情勢の変化

平成10年代に救急患者・産科患者のたらい回しという事例が数多く発生し、それを受け政府は「安心と希望の医療確保ビジョン」を平成20年6月に決定し、その3本柱として、(1) 医療従事者等の数と役割、(2) 地域で支える医療の推進、(3) 医療従事者と患者・家族の協働の推進が示された。その中で薬剤師に関しては、

①医療機関に勤務する薬剤師がチーム医療の担い手として活動するために、病棟等での薬剤管理や、医師・看護師と患者・家族の間に立ち服薬指導を行うなどの業務の普及に努める。また医薬品の安全性確保や質の高い薬物療法への参画を通じ医師等の負担軽減に貢献する観点から、チーム医療における協働を進めるとともに、資質向上策の充実も図る。

②調剤薬局については、夜間・休日の対応、患者宅への医薬品・衛生材料等の供給、緩和ケアへの対応等を確実に実施するため、地域における医薬品等の供給体制や、医薬品の安全かつ確実な使用を確保するための適切な服薬支援を行う体制の確保・充実に取り組む。

と記載されている。また今後の方向性として、「我が国の医療は、「治す医療」から「治し支える医療」に向かっていくものとされ、本ビジョンの各施策はそれに資するもの。」と結ばれている。

さらには平成23年3月に発生した東日本大震災を契機に、医療、特に災害時医療救護の在り方が世間の注目を受け、さらに平成24年に自民党政権が誕生すると、国家再生が謳い文句となり、医療を含め薬剤師を取り巻く環境が大きく変化した。

平成25年11月27日に薬事法が一部改正され、「医薬品、医療機器等の品質、有効性及び安全性の確保等に関する法律」と名称が改められたことは、薬事に関する考え方が抜本的に変わり、適切な薬物療法を担う法律になった事を示している。

さらに同年12月13日に公布された同法の改正では、日本再興戦略を踏まえ消費者の安全性を確保した適切なルールの下での一般薬のインターネット販売を認める結果となった。

加えて「日本再興戦略」では薬局・薬剤師について、セルフメディケーションの推

進の観点から、地域に密着した健康情報の拠点としての活用の促進が盛り込まれており、在宅医療や地域包括ケアの分野で、医師・看護師等と連携して、かかりつけの薬剤師としての機能が期待され、国民の健康を守るため大いに活躍すべきだとされ、今後の保健衛生施策において薬剤師が期待されている事が窺われる。

さらに、平成26年1月に厚生労働省から発表された「薬局の求められる機能とあるべき姿」では

> ① 最適な薬物療法を提供する医療の担い手としての役割が期待される。
> ② 医療の質の確保・向上や医療安全の確保の観点から、医療機関等と連携してチーム医療を積極的に取り組むことが求められる。
> ③ 在宅医療において、地域における医薬品等の供給体制や適切な服薬支援を行う体制の確保・充実に取り組むべきである。
> ④ 医薬品や医療・衛生材料等の提供拠点としての役割に留まらず、後発医薬品の使用促進や残薬解消といった医療の効率化について、より積極的な関与も求められる
> ⑤ セルフメディケーションの推進のために、地域に密着した健康情報の拠点として積極的な役割を発揮すべきである。
> ⑥ 患者の治療歴のみならず、生活習慣も踏まえた全般的な薬学的管理に責任を持つべきである。

が基本的な考え方だとされ、その内容は

> ① 薬局の基本的体制として、
> ＊24時間・365日の対応体制の整備／＊医療・衛生材料の販売／＊OTC販売／＊無菌調剤を実施できる設備を有する／＊PMDAへの登録／＊地域保健医療への貢献／＊災害時の医薬品供給拠点機能を果たす／＊使用済み注射針の回収・廃棄／＊生涯学習への積極的な取り組み／＊薬剤師研修認定制度の活用
> ② 薬物療法（薬学的管理）として
> ＊適切な疑義照会の実施、／＊緩和ケアにおける麻薬・向精神薬の管理／＊残薬確認（解消）／＊長期処方に関しての分割調剤の実施／＊在宅医療への積極的な取り組み／＊退院時病院薬剤師との連携／＊後発医薬品の使用促進／＊健康情報拠点としての役割

などの視点から詳細な姿が示された。

これらの事から、薬局・薬剤師は社会保障や保健医療の分野で、最適な薬物療法を提供する医療提供者として更なる活躍が求められている事は明確である。

次に、国が考えるこれからの医療について考えてみたい。

2　税と社会保障の一体改革

社会保障全体を考える為に、医科側の診療報酬改定にも目を向けてみたい。

「税と社会保障の一体改革」の第一歩が2012年に実施された診療報酬・介護報酬との同時改定であり、2014年の診療報酬改定が第二歩である。2014年の改定の基本骨子は2013年8月の社会保障制度改革国民会議の報告書がベースとなっており、地域

包括ケアシステムの構築を目指した改革である。（図3-2）

　この地域包括システムは「地域で支える医療」であり、「治し支える医療」であり、コストの面からも「病院完結型」から「地域完結型医療」への転換、すなわち在宅療養の推進が中心となっている。

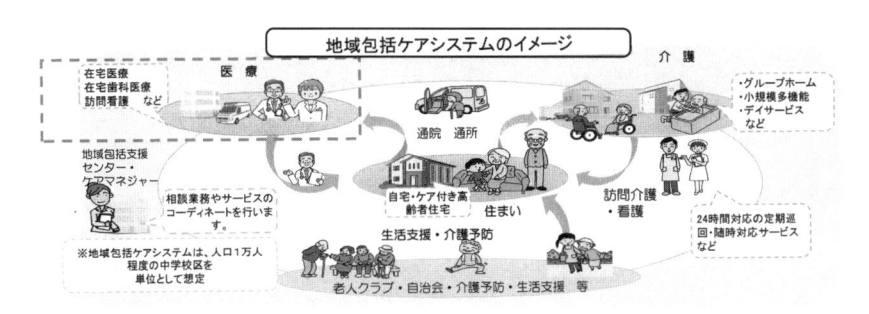

【地域包括ケアの5つの視点による取組み】
　地域包括ケアを実現するためには、次の5つの視点での取組みが包括的（利用者のニーズに応じた①～⑤の適切な組み合わせによるサービス提供）、継続的（入院、退院、在宅復帰を通じて切れ目ないサービス提供）に行われることが必須。
①医療との連携強化
・24時間対応の在宅医療、訪問看護やリハビリテーションの充実強化
・介護職員によるたんの吸引などの医療行為の実施
②介護サービスの充実強化
・特養などの介護拠点の緊急整備（平成21年度補正予算：3年間で16万人分確保）
・24時間対応の定期巡回・随時対応サービスの創設など在宅サービスの強化
③予防の推進
・できる限り要介護状態とならないための予防の取組や自立支援型の介護の推進
④見守り、配食、買い物など、多用な生活支援サービスの確保や権利擁護など
・一人暮らし、高齢夫婦のみ世帯の増加、認知症の増加を踏まえ、様々な生活支援（見守り、配食などの生活支援や財産管理などの権利擁護サービス）サービスを推進
⑤高齢期になっても住み続けることのできる高齢者住まいの整備（国交省と連携）
・一定の基準を満たした有料老人ホームと高専賃を、サービス付高齢者住宅として高齢者住まい法に位置づけ

図3-2　地域包括ケアシステム（平成26年度診療報酬改定の概要　厚生労働省）

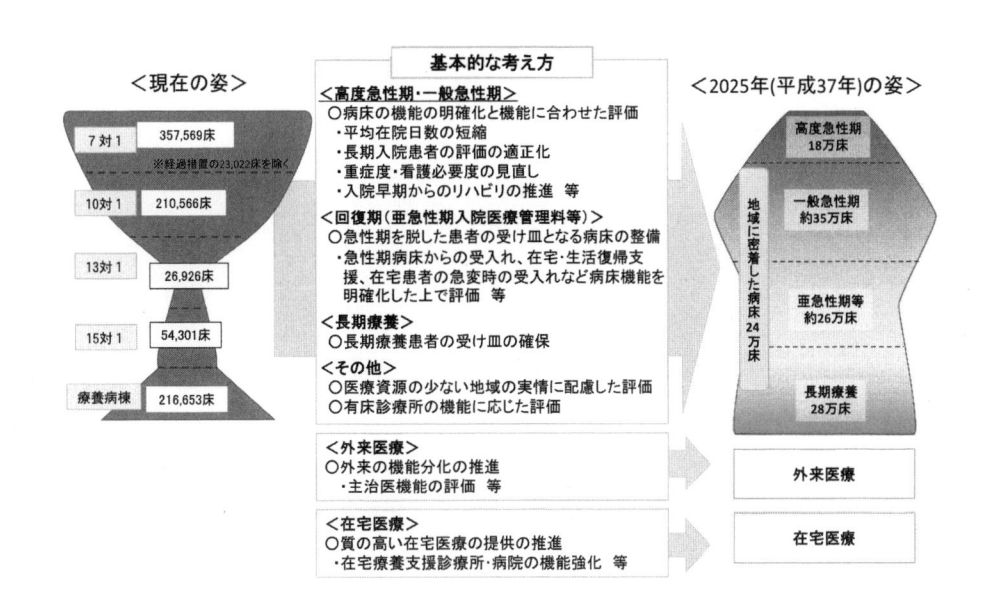

図3-3　社会保障・税一体改革関連の基本的な考え方（同上）

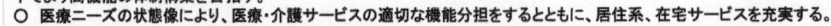

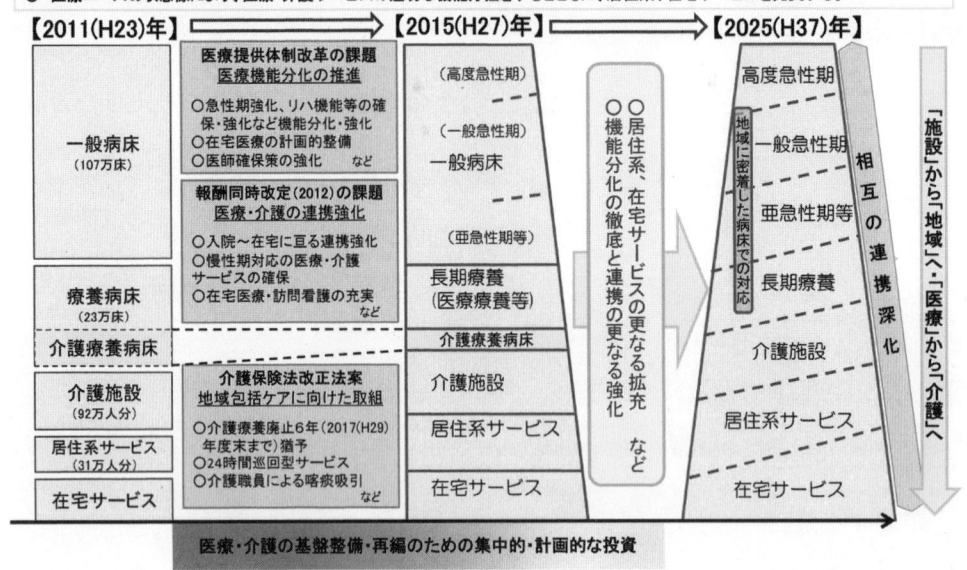

図3-4 将来像に向けての医療・介護機能再編の方向性イメージ (厚生労働省 医療・介護に係る長期推計 参考資料)

○ 患者に身近な診療所や中小病院の主治医機能（かかりつけ医）の評価を新設
　→複数の慢性疾患をもつ患者に対し、健康管理や服薬管理等も含め、継続的かつ全人的な医療を行う「主治医機能」を評価
(新) 地域包括診療料　　　：　1,503点（月1回）　〔包括点数〕
　　　地域包括診療加算　　：　20点／回　　　　〔出来高点数〕

	地域包括診療料　1,503点（月1回）		地域包括診療加算　20点（1回につき）
	病院	診療所	診療所
包括範囲	下記以外は包括 ・(再診料の) 時間外加算、休日加算、深夜加算及び小児科特例加算。地域連携小児夜間・休日診療料　診療情報提供料（Ⅱ）。在宅医療に係る点数（訪問診療料、在総管、特医総管を除く。）。薬剤料（処方料、処方せん料を除く。）。 ・患者の病状の急性増悪時に実施した検査、画像診断及び処置に係る費用のうち、所定点数が550点以上のもの。 ※当該患者について、当該医療機関で検査（院外に委託した場合を含む。）を行い、その旨を院内に掲示する。		出来高
対象疾患	高血圧症、糖尿病、脂質異常症、認知症の4疾病のうち2つ以上（疑いは除く。）		
対象医療機関	診療所又は許可病床が200床未満の病院		診療所
研修要件	担当医を決めること。関係団体主催の研修を修了していること。（経過措置1年）		
服薬管理	・当該患者に院外処方を行う場合は24時間開局薬局であること　等	・当該患者に院外処方を行う場合は24時間対応薬局等を原則とする　等（患者の同意がある場合に限り、その他の薬局での処方も可能。その場合、患者に対して、時間外においても対応できる薬局のリストを文書により提供し、説明することを行う。）	
	・他の医療機関と連携の上、通院医療機関や処方薬をすべて管理し、カルテに記載する ・院外処方を行う場合は当該薬局に通院医療機関リストを渡し、患者は受診時にお薬手帳を持参することとし、医師はお薬手帳のコピーをカルテに貼付する等を行う ・当該点数を算定している場合は、7剤投与の減算規定の対象外とする		
健康管理	・健診の受診勧奨、健康相談を受ける旨の院内掲示、敷地内禁煙　等		
介護保険制度	・介護保険に係る相談を受ける旨を院内掲示し、主治医意見書の作成を行っていること。 ・下記のいずれか一つを満たす ①居宅療養管理指導または短期入所療養介護等の提供　②地域ケア会議に年1回以上出席　③居宅介護支援事業所の指定　④介護保険の生活期リハの提供　⑤介護サービス事業所の併設　⑥介護認定審査会に参加　⑦所定の研修を受講　⑧医師がケアマネージャーの資格を有している　⑨（病院の場合）総合評価加算の届出又は介護支援連携指導料の算定		
在宅医療の提供および24時間の対応	・在宅医療を行う旨の院内掲示、当該患者に対し24時間の対応を行っていること		
	下記のすべてを満たす ①2次救急指定病院又は救急告示病院 ②地域包括ケア病棟入院料等の届出 ③在宅療養支援病院	下記のすべてを満たす ①時間外加算1の届出 ②常勤医師が3人以上在籍 ③在宅療養支援診療所	下記のうちいずれか1つを満たす ①時間外対応加算1又は2の届出 ②常勤医師が3人以上の届出 ③在宅療養支援診療所

図3-5　主治医機能（かかりつけ医）の評価の新設 (出典は図3-2と同)

2014年診療報酬改定のテーマが、過剰な7対1病床の絞り込みとされ、入院患者の状態などに関する要件を厳格化し、急性期後の比較的軽症な患者を多く抱える7対1病院はふるいにかけられることになった。また地域包括ケア病床の創設や全病期に在宅復帰要件の設置により、より在宅復帰機能の強化が強く示されている（図3-3）。

さらに、主治医機能の評価や在宅医療の質の向上など、「2025年の医療・介護提供体制モデル」実現のための様々な仕掛けが組み込まれた改定となっている（図3-4）。今回新設された地域包括診療料の算定基準に、24時間対応可能薬局との連携が挙げられており、地域における薬局の有り方が医科側からも強く求められる結果となった（図3-5）。

3　在宅療養と薬

これらの事から、保険薬局は医療制度改革により医療法上の医療提供施設であり、24時間適切な薬物療法の供給拠点と位置付けられた。保険薬局とそこで働く薬剤師は地域の在宅医療チームの一員として大きくクローズアップされている事が理解される。さらに、社会保障制度改革国民会議の最終報告書でも、地域包括支援システムの推進の為、これまでの「病院完結型医療」から在宅医療へとつなげる「地域完結型医療」へと大きく舵を変えるべきとされている。

そこで、要介護者における薬に注目してみたい。

第71回社会保障審議会介護給付分科会報告書では要介護者の状況において見守りが必要（63.7％）よりも薬の管理が必要（67.8％）との訴えが一番多く、経管栄養管理

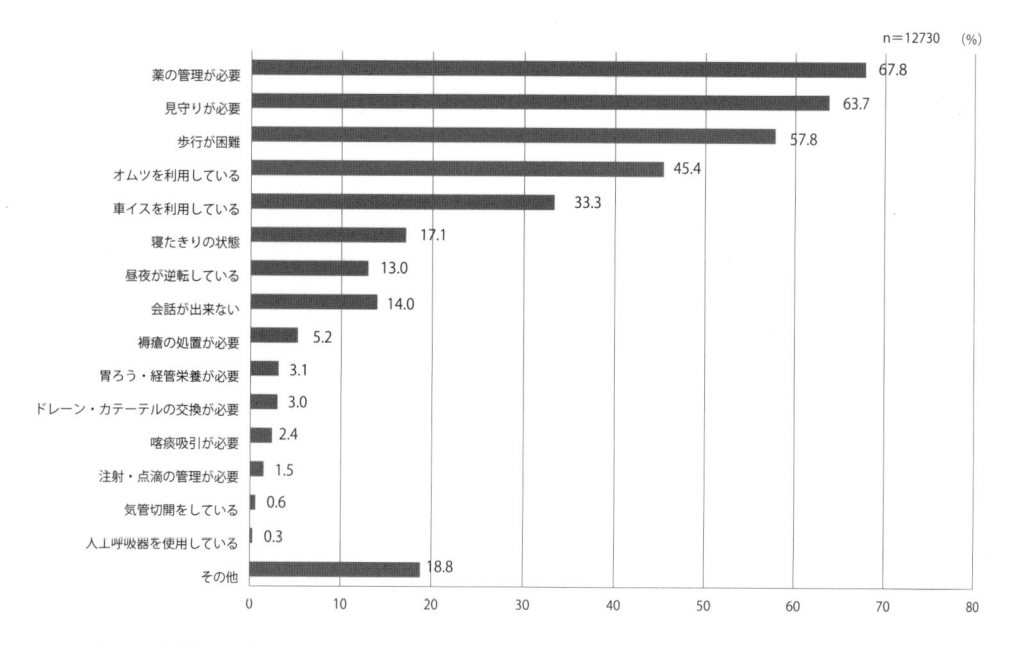

図3-6　介護利用者の日常生活等の状況アンケート調査（第71回社会保障審議会介護給付分科会資料より改変）

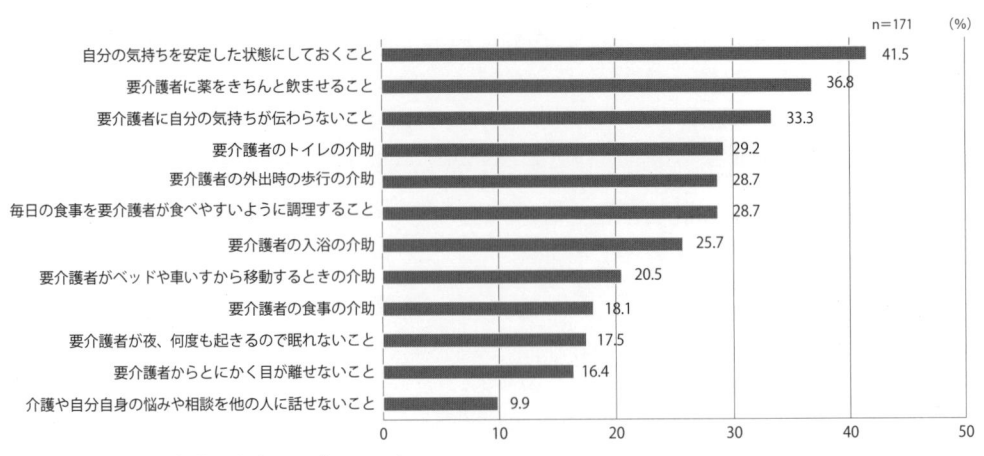

図 3-7 介護で大変だと感じること ((社)全国介護者支援協議会 お薬と健康に関する意識調査（2012-10-18））

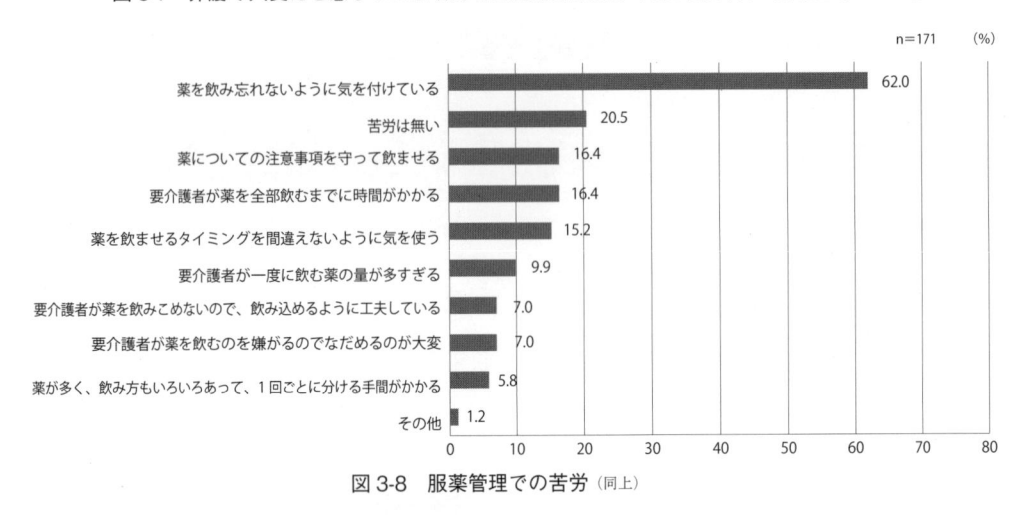

項目	%
自分の気持ちを安定した状態にしておくこと	41.5
要介護者に薬をきちんと飲ませること	36.8
要介護者に自分の気持ちが伝わらないこと	33.3
要介護者のトイレの介助	29.2
要介護者の外出時の歩行の介助	28.7
毎日の食事を要介護者が食べやすいように調理すること	28.7
要介護者の入浴の介助	25.7
要介護者がベッドや車いすから移動するときの介助	20.5
要介護者の食事の介助	18.1
要介護者が夜、何度も起きるので眠れないこと	17.5
要介護者からとにかく目が離せないこと	16.4
介護や自分自身の悩みや相談を他の人に話せないこと	9.9

n=171 (%)

図 3-8 服薬管理での苦労 (同上)

項目	%
薬を飲み忘れないように気を付けている	62.0
苦労は無い	20.5
薬についての注意事項を守って飲ませる	16.4
要介護者が薬を全部飲むまでに時間がかかる	16.4
薬を飲ませるタイミングを間違えないように気を使う	15.2
要介護者が一度に飲む薬の量が多すぎる	9.9
要介護者が薬を飲みこめないので、飲み込めるように工夫している	7.0
要介護者が薬を飲むのを嫌がるのでなだめるのが大変	7.0
薬が多く、飲み方もいろいろあって、1回ごとに分ける手間がかかる	5.8
その他	1.2

n=171 (%)

等の直接的な医療的ケアの必要性は低いとしている（図3-6）。さらに、お薬と健康に関する意識調査では「介護で大変だと思うこと」調査で性別・年代にかかわらず「自分の気持ちを安定させる」(41.5％)についで「薬をきちんと飲ませること」(36.8％)であり、服薬に関する心理的負担の高さが示唆された（図3-7）。さらには同調査で「服薬管理での苦労内容」では「飲み忘れが無いようにする」(62.0％)が半数以上を占め、介護者の多くが薬の飲み忘れによる身体状況の悪化を不安視している事が示唆された（図3-8）。さらにはその他の不安内容に関しても、薬剤師が適切に薬学的管理指導を実施する事で多くの不安が削減できる内容である。

4　患者から見た薬局・薬剤師

　東京都が行った、一般用医薬品に関する都民の意識調査（平成23年7月）から薬局等を利用した患者の意識を見てみたい。

　1年間に約90％の方が、何かしらの医薬品を薬局・薬店で購入しており、その種類としてはかぜ薬が50.9％、ついで目薬（42.8％）であった（図3-9）。さらに、購入す

る際の重視する項目は「効能・効果」が85.1％で最も高く、次いで「価格」（47.5％）、「店員の説明」（29.7％）となり（図3-10）、さらにはその中で最も重視する項目は「効能・効果」（62.3％）で最も高かったが、「店員の説明」が8.3％もあった。医薬品を購入する際、質問や相談を行った経験は59.8％であり、医薬品の購入の際は、多くの購入者が専門家の意見を参考にして判断していることが分かった。

調剤してもらう薬局の選択方法は、いわゆる「かかりつけ薬局」として一か所に決めているが28.8％、受診する診療所ごとに薬局を決めているが54.4％と最も高くなっており、まだまだ「かかりつけ薬局」が浸透していない事が分かる。また、一か所に決めた理由については、自宅に近い（55.7％）医療機関に近い（53.9％）であり、立地条件で選ばれており、説明が解りやすい（30.7％）副作用の確認（17.1％）何でも相談にのってくれる（14.4％）などの薬学的管理の視点で選ばれることが少なく、薬剤師の姿が見えていない結果となっている。また、行かない理由としては「スタッフの対応が良くない」が一番である事もおもしろい。

薬局に何を望むかとのアンケートでは真逆の結果が出ており、医薬品の詳細な説明を求める声が18.3％、安全性・安心感を求める声が8.4％もあり、必要な情報を求めている（合計26.6％）患者が少なくない事が推察される（表3-1）。

では、これら患者と薬剤師の意識の相違はどの様にして生じているのか考えたい。

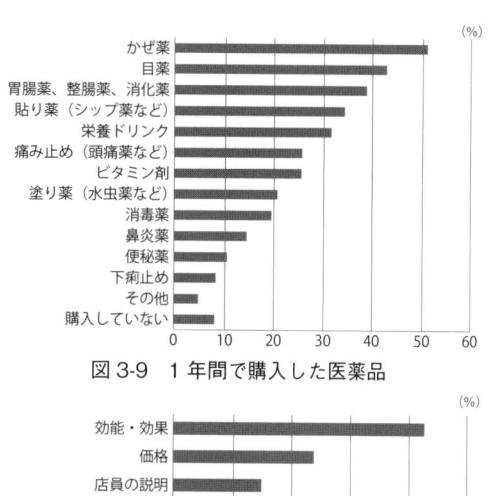

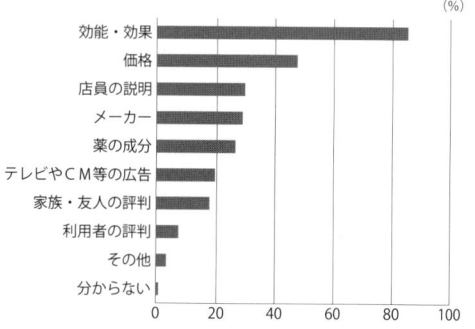

図3-9　1年間で購入した医薬品

図3-10　医薬品を購入する上で最も重視する項目
（一般医薬品に関する意識調査2013より作成）

表3-1　薬局・薬店に何を望みますか

N=564

医薬品の詳細な説明（効能・効果・副作用など）	103
薬剤師の常駐と増員	64
安全性・安心感の向上	47
値段を安く	31
販売者の質の向上	30
営業時間を長く	30
利益優先を無くす	25
種類を増やしてほしい	20
陳列方法	19
相談コーナーの設置	15
医薬品が必要な時の対応	15
薬剤師と登録販売者の識別	15
ジェネリック医薬品について	12
効果の分かりやすい表示	11
複数の医薬品の説明	10
医療制度の改革	9
プライバシーの保護	7
待ち時間の解消	6
レジの区分け	5
同性の対応	2
その他	46

国民や社会は、薬局・薬剤師の存在理由を、「健康問題を解決するための薬物療法を進めるうえで、安全確保に寄与し、安心が得られる」事であると考えているのではないか。
＊健康が気になるので、相談に乗ってほしい。
＊薬物療法を進めるうえで、危険な目に合わないよう、見ていてほしい。
＊もし危険に合うおそれがあるのであれば、予め教えてほしい。
＊困ったことがあれば、解決するよう、相談に乗ってほしい。
といった要望を、患者は少なからず持っている。
　薬剤師から処方薬に関して83%の患者が説明を受けているにもかかわらず、約3割の患者が更なる情報を薬剤師に求めているのである。つまり、約3割の患者は自分が必要としている説明をきちんと行って貰っていないと感じている事になる。
　薬剤師が、患者に説明を行っているにもかかわらず、なぜ説明を行って貰っていないと感じるのか、さらには患者が薬剤師の説明を快く思わず、時に不要と感じる事が問題ではないだろうか。

5　服薬指導における薬剤師の役割

　今まで、「薬局の求められる機能とあるべき姿」をはじめとする「施策としての薬剤師の方向性」、現状における「医薬品に関する意識調査」などを通しての「患者・利用者から望まれている姿」について、学んできた。
　公益社団法人日本薬剤師会の「薬剤師の将来ビジョン」では、第5世代の薬局における薬剤師の役割が大きく変遷しているとしながら、薬学とは、「人と化学物質の橋渡し」であり、薬剤師は、地域に最も近い「街の科学者」・社会の安全を確保するセーフティネットワークの一員として中核的な役割があるとし、「薬剤師の顔の見える化」「すごい薬剤師の育成」を目指している。
　薬事法の改正でも、セルフメディケーションの中心を成す一般用医薬品インターネット販売等の規制緩和に対する、医療事故の危険回避の担保として、薬局・薬剤師の情報提供機能が強く求められている。
　これからの薬剤師にとってのキーワードとして「患者の主体的メディケーション・コントロール」を挙げたい。社会・患者が望んでいる服薬指導・薬学的管理、医師が期待している服薬指導とはどの様なものであるか考えてみたい。
　今多くの薬剤師は、服薬指導・薬学的管理は処方せんに記載されている医薬品と患者が訴える疾患名が決まれば、自ずと内容は決まり文句となると思っていないだろうか。
　患者への質問を、薬剤服用歴管理指導料・薬歴簿を作成するための必要な仕事だと考えていないだろうか。なぜ、薬局薬剤師は患者の問題に向き合わず、一方的な確認や指導に終始してしまうのだろうか、コミュニケーションを取ろうとしないのか。な

ぜ患者の疾患を直したいと思う気持ち・治療の中に薬剤師が存在しないのか。

開業医の多くが、「重複投与の防止」や「多剤処方における副作用管理」に関して薬剤師が必要だとしているが、今実施している薬剤師の服薬指導を必要だと考えていない。「薬の説明」ではなくもっと積極的に「医師の処方の意向」を説明するべきとの意見もある。

患者の積極的に治療に参加する姿勢を作り出し、「患者の主体的メディケーション」をきちんとコントロールし、アドヒアランスを高める事が本来の薬学的管理の姿ではないだろうか。想定される有害事象やQOL上のリスクとベネフィットを説明する。その結果として、患者に安心・安全を与えることが可能となり、質の高い薬物療法が確保できるのである。

これらを行う上で何が必要なのか考えてみたい。

もちろん、コミュニケーションスキルの問題でもあるが、昭和50年代、薬局が地域住民の健康拠点・生活拠点としての機能を持っていた時代と同様な情報発信力が必要だと考える。ただし現在は、ITを始め社会が共有できる情報量・その速度に以前とは大きな差があり、昭和50年代と同様な情報量の差を持って行う事は困難である。ではどの様な情報を発信すれば良いのであろうか。

我々薬剤師は、薬理の専門家であり、薬効の専門家でもある。これらの薬効薬理の専門的見地を持って、個々の患者の生活習慣・基礎疾患等を考慮した薬効動態から見た、医師の設計した治療方針の妥当性・リスクとベネフィット、さらには病態のナチュラルコースやその予後についての適切な情報を発信する事ではないだろうか。

これら情報を発信するために、もちろん薬の効能効果に対する知識をアップデートする事も必要だが、医薬品に関連性ありとされている有害事象の発生メカニズム・いろいろな疾患における治療ガイドラインに対する知識・それら疾患における主訴、経過や予後に関する知識・いろいろな主訴からのアルゴリズムやロジックについてもしっかり学びたいものである。

これらの知識の上に立ち、患者が安心して服薬できる指導を行えば、患者ばかりでなく医師からも信頼される薬剤師となるのではないだろうか。

もちろん診断マインドマップを勉強し、診断力をつける必要性はないが、適切な受診勧奨を行う為には、必要な知識だと考える。

時には、これらの知識によりさらに高次元の患者情報収集が可能となり、医師の処方設計に対する疑義照会に発展し、更なる医師からの信頼が得られる事も可能である。

6　コスト構造から見た薬剤師の役割

政府が2014年4月16日に開いた経済財政諮問会議と産業競争力会議の合同会議では、医療費抑制に向けた議論がなされ、特に医薬分業に伴うコスト構造の検証の必要

性が指摘された。その内容は、分業には『かかりつけ薬局』機能による重複投薬の防止や医薬品の適正使用などが期待されるが、門前薬局が依然多く存在し、院外処方は院内処方に比し割高であるとして、医薬分業の効果が出ているとは言い難いとしている。

現在、医療費削減の目的で残薬確認が、服薬指導の項目としても大きく取り上げられているが、本来の目的は、薬剤師の残薬確認による投薬量調整ではなく、不必要な薬の削除や服薬に頼らないセルフケアの構築が目的だと考える。つまり、受診勧奨に至る前、プライマリ・セルフメディケーションや薬に頼らないセルフケアの啓蒙ではないだろうか。

この為には先に挙げた知識に加えて、栄養学・運動学・整体学さらには介護法などの知識が必要である。しかし薬剤師がこれらすべての専門家となる事は不可能であり、自ずと各種専門家とのチームケア・チーム対応が必要である。

7　地域における薬剤師の役割

以上の事から地域における薬剤師の役割は、医療・介護だけでなく必要とされるいろいろな職種との連携を図り、その知識を持って適切な服薬指導・患者指導により薬物療法・セルフメディケーション・セルフケアに貢献し、地域の医療の担い手として薬剤師の職能を発揮する事である。

薬剤師は薬と健康の良きアドバイザー・薬局は町の健康ステーションと認識され、薬剤師の職能は公共性が高く、すべては国民の健康と安心の為に有るべきと考えている。

以って、患者・医師だけでなく、社会の信頼を得る事であると結びたい。

［篠原昭典］

〔参考資料〕
1）薬剤師の将来ビジョン　公益社団法人日本薬剤師会（2013.4.1）
2）第71回社会保障審議会介護給付分科会資料
3）医療・介護に関する資料　厚生労働省（2011.5.19）
4）医療・介護に係る長期推計　厚生労働省（2011.6）
5）お薬と健康に関する意識調査　一般社団法人　全国介護者支援協議会（2012.10.18）
6）薬局のかかりつけ機能の関する実態調査　日経BPコンサルティング（2011.11.30）
7）医療に関する国民意識調査　健康保険組合（2011.11.17）
8）一般用医薬品に関する都民の意識調査　東京都（2011.7）
9）医薬品および医療に関する意識調査　くすりの適正使用協議会（2012.9）
10）患者意識調査から見た保険薬局のあり方に関する研究　日本大学薬学部　亀井美和子
11）厚生労働省統計資料（平成25年）（患者調査・受領行動調査・国民医療費・薬剤師調査・医療経済実態調査）　厚生労働省

Chapter 4 地域医療における薬剤師の役割
医師の立場から

1 地域医療に必要な要素

　地域医療（プライマリ・ケア）とは地域で実践される医療ということであるが、それでは皆さんはどのような医療が行われているか、また行われるべきかを考えたことがあるだろうか。それはただ単に患者さんを診て薬を出したり治療をしたりすることではなく、人々の身近に存在する保健・医療・福祉の専門家としての役割をきちんと果たすことであり、地域医療に従事する者は、単に病気を治すのではなく、心と身体と社会を健全な状態にすることを目標としなければならない。1996年米国国立科学アカデミーは、プライマリ・ケアを「プライマリ・ケアとは、患者の抱える問題の大部分に対処でき、かつ継続的なパートナーシップを築き、家族及び地域という枠組みの中で責任を持って診療する臨床医によって提供される、総合性と受診のしやすさを特徴とするヘルスケアサービスである」と定義している。

　それでは、いったい地域医療の現場で働く者としては、何をしなければならないであろうか。もちろん医師であれば患者さんを診療しなければならないし、薬剤師であれば適切な調剤と安全管理を行うのは当然である。しかし、それだけでなく、地域医療を実践する多職種のチームの一員として患者さんの心と身体と社会を守って行かなければならない。

　そのために必要な要素が、表4-1の5つの要素である。

(1) 近接性 accessibility

　地域医療の従事者は最初に患者さんに接触し、しかも定期的にサービスを提供するわけであるから、患者さんが身近に接触できること即ち近接性は特に重要である。患者さんは医師かその他のチームの誰かにいつでも接触することができなければならないし、建物の構造や設備、そして経済的な配慮など患者さんが利用しやすい状況を設定する必要がある。

　中でも特に重要なものが、精神的近接性である。患者さんにとって何でも相談できることは重要である。もちろん友人の助言ではなく、専門家としてのアドバイスでなければならないが、そのアドバ

表4-1　プライマリ・ケアに必要な5つの要素

A：近接性	（accessibility）
C：包括性	（comprehensiveness）
C：協調性	（coordination）
C：継続性	（continuity）
A：責任性	（accountability）

（米国国立科学アカデミーからの報告書（1978）より）

イスは患者を知り、その家族や生活環境を考慮したアドバイスでなければならない。
　それでは、薬剤師としての近接性とは何であろうか。患者さんの身近に存在するかかりつけ薬局であることはもちろんのこと、患者さんの悩みを聞き、医師に相談できないようなことでも相談に乗れる存在である精神的な近さが重要である。

(2) 包括性 comprehensiveness

　包括性とは、住民に生ずる健康問題の大部分を取り扱っていく意志と能力を、チーム全員が持つことである。
　例えば多くの医師は、特定の年齢層（小児科、内科）に患者を限定したり、一定の性（産婦人科）や疾患（糖尿病、精神疾患など）の患者だけを扱う。しかしながら地域医療を専門とする医師（以下総合診療医と略）は、対象とする人々に生じる健康問題の大部分を取り扱うべきである。もちろん、全ての病気に対処することは不可能であるが、開業医が病院に紹介する患者は5％程度であり、ほとんどの患者は総合診療医が診ることが可能である。
　また、患者さんの健康問題は、身体的なものだけでなく、精神的な問題や家族問題が影響していることが少なくない。一般の開業医を訪れる外来患者さんの30％以上が精神的な問題を抱え、それが病気に影響を及ぼしているという研究もある。そして、それを解決するためには、精神的アプローチが必要であったり、家族関係の修復が必要である場合が少なくない。
　その他、生活習慣病の予防、介護保険の主治医意見書作成や利用に対するアドバイスなどその守備範囲は広い。その上、学校医や産業医活動などの地域保健活動も行わなければならない。そのため、総合診療医は、予防からリハビリテーションまで、心も身体も社会も診て、保健・医療・福祉全てを全人的かつ包括的に対処することが重要である。
　近年、飛躍的な医療情報の増大により薬剤師も専門分化が進んできている。病院薬剤師と調剤薬局薬剤師の仕事内容も徐々に違ってきている。地域医療サービスの重要な部分を担う調剤薬局の薬剤師にとって、予防や福祉など総合診療医とチームを組みながら行う包括的ケアは、必要不可欠である。

(3) 協調性 coordination

　地域医療は、保健・医療・福祉と非常に広い守備範囲を持っているため、総合診療医だけで全てを提供できるものではない。専門医や専門病院、看護師、歯科医師、栄養士などの多くの医療職との連携が不可欠である。また、医療だけではなく保健や福祉関係者との連携も重要である。つまり、地域医療はチームで動くものであり、チームとしてうまく動かなければ良いサービスは提供できない。
　薬剤師は、医師の処方箋に基づいて調剤を行うため、医師に従属する立場であると勘違いしている薬剤師が少なくない。地域医療チームにおける薬剤師の役割は、患者さんにとって最も良いサービスを提供するために、時にはリーダーとしての手腕を発

揮しなければならないこともある。例えば、きちんと服薬するために投薬方法を変えたり、日常生活支援のサービス提供体制を変更しなければならないことがある。また、サプリメントや健康食品を多用している人に対しての個人的な指導だけでなく、医師を巻き込んだ生活指導や地域住民に対する健康教育なども必要になってくる。このような場合、薬剤師はチームリーダーとしての役割を果たすべきである。

(4) 継続性 continuity

これはもちろん、子どもから老人まで継続したサービスを提供することであり、かつ、他の病院や施設に紹介する場合も、きちんと継続性を重視して紹介することが重要である。紹介先での結果が知らされなかったり、知らされた情報を記録に記入しなかったり、患者さんの好みを組み入れなかったりすると継続性が失われることになる。

この継続性を維持するために重要なものが記録である。診療記録、投薬記録、看護記録、退院記録など患者さんの記録はたくさんある。それが現在は一括で見ることができない。今後患者さんの情報は患者さん自身が保持し、それを関係者が許可を得て利用できる時代が来るであろう。それまでは、きちんとした記録を残し、他の専門職に提供できるような記録保存が重要である。

もちろん継続性を維持するためには、近接性や包括性、協調性が重要であることは言うまでもない。身近なかかりつけ薬局として、全ての健康問題に相談に乗れるようにすることが、継続の秘訣である。

(5) 責任性 accountability

責任性は地域医療に特有の特性ではない。しかし必須の特性である。例えば、患者さんの情報は責任を持って保管し、紹介するときはそれを提供する。治療や投薬内容をしっかり説明し、副作用や危険性も生活にわかりやすく伝えなければならない。そして起こった結果に対してもきちんと責任を持たなければならない。また、関係施設のスタッフやチームに対しても責任を持たなければならない。

そして、その責任性を保障するためには、ケアの過程や結果を定期的に評価する必要がある。評価はケアの中で欠けているものを補ったり、技術やサービスの一層の充実ための教育的機能も果たしている。

薬剤師としての責任性は、副作用を含めた薬に対する正確な情報提供と服薬指導であるが、近年はサプリメントや健康食品利用に対する責任性も重要である。「一億総健康おたく化」と呼ばれる時代に、サプリメントや健康食品情報を責任もって提供できるのは、薬剤師しかいないのではなかろうか。

2 総合診療医が期待する薬剤師の役割

(1) 患者さんが最初に会う医療職としての役割

昔の薬局は町の何でも健康相談室であった。熱を出したり下痢をした時は、病院に

行くのではなく薬局に薬を買いにいくのが当たり前であったため、薬剤師は患者さんが最初に会う医療職として重要な役割を果たしていた。もちろん、今でも地域住民が健康などに不安を感じ、健康や医療・介護などについての相談、OTC・サプリメントなどの相談・購入に来局する薬局は決して少なくないが、そのようなサービスを行わない調剤薬局が多くなっているのは悲しい限りである。

　薬剤師は、適切な相談による受診勧奨や医療機関紹介、セルフメディケーションの支援など、健康維持増進・介護の入口・窓口として、住民の方々に様々な医療を提供できる最初の医療職であり、この役割をぜひ担っていただきたい。

(2) 患者さんが最後に会う医療職としての役割

　患者さんの一連の受療行動では、診療所や病院での診療を終え、処方箋を薬局に持参した次の行動は、家に帰る・買い物に行くなど医療とは異なる行動となることが多い。すなわち薬剤師は患者さんが会う最後の医療職となる。

　つまり、薬剤師は不安を抱えた患者さんの最後の拠り所であると共に、患者さんのその日の状態を判断できる最後の医療職である。医師を受診してきたとしても見逃されてしまった重要な兆候を発見したり、病院では言えなかったことを聞き出す役割は極めて重要でる。

(3) 患者さん宅を訪れる医療職としての役割

　「薬剤師が薬局にいる時代は終わった」と言われる時代になってきた。国は病院医療から在宅医療に大きく舵を切り、薬剤師による訪問は、医療および介護両面で認められている。そのため、医師や看護師などの在宅医療チームの一員として薬剤師が果たす役割も極めて重要になってきた。

　特に、薬を届けるだけでなく、患者さんの服薬管理、生活状況のチェックなどを通して、患者さん情報を他職種と共有し、地域医療チームの一員として患者さんのよりよいケアを提供する役割を担う時代になってきた。例えば、医師に対して在宅患者さんの服薬コンプライアンスを向上させるためにアドバイスすることなどは極めて重要である。

(4) 医師のパートナーとしての役割

　薬剤師は医師の処方を受けて調剤することが最も重要な役割であることは言うまでもないが、ただ処方箋に書かれているままに調剤するのではなく、医師の処方が適切なのか、副作用や相互作用は問題ないのか、患者さんがきちんと服用できる形態、服薬時間なのかなど、医師の気づかない点をプロフェッショナルとしてチェックするチェッカーの役割がある。そして、患者さんだけでなく医師に対しても薬の味や剤形、ジェネリック薬品などの情報提供や、薬の服薬方法や時間の工夫などについて助言するアドバイザーとしての役割もある。

　また、患者に対する服薬指導やインスリン注射指導などの教育者（エデュケーター）として役割に加えて、患者の声を医師に伝える患者さんの支援者（サポーター）とし

ての極めて重要な役割がある。
　これらの役割を果たしてくれる薬剤師は、医師にとって極めて重要なパートナーであり、信頼される存在である。

(5) 健康コーディネーターとしての役割

　薬剤師は患者さんにとって極めて重要な医療職であるのは言うまでもないが、調剤しているだけではその重要性を認識してもらうことは難しい。調剤業務に加えて患者さんだけではなく、健康な住民にとっても重要な存在であることを示すべきである。
　そのためには、健康問題に関する質問に答えたり、健康全般に関するアドバイスを行えることが大切である。特に薬剤師としての能力を発揮して、健康食品やサプリメント、漢方薬を含めた統合医療に関するアドバイスをしたり、肥満予防、禁煙、アルコール指導などの生活習慣改善指導などを行うことも重要な役割である。
　地域には、健康運動指導士の資格を持ち、実際に薬局で運動指導をしている薬剤師も少なくないし、健康食品管理士やサプリメントアドバイザー、ハーブセラピストなどの資格を持って患者さん指導を行っていたり、糖尿病療養指導士の資格を持って糖

表4-2 地域医療における医師と薬剤師の役割の比較

地域医療における医師の役割	地域医療における薬剤師の役割
1) 初診患者に十分対応する ・疾病の初期段階に的確な対応を行う ・日常的にみられる疾患や外傷の治療を行う ・必要に応じ適切な医療機関へ紹介する 2) 健康相談および指導を十分に行う 3) 医療の継続性を重視する 4) 総合的、包括的医療を重視するとともに、医療福祉関係者チームの総合調整にあたる 5) これらの機能を果たす上での適切な技術の水準を維持する 6) 患者をふくめた地域住民との信頼関係を重視する 7) 家庭など生活背景を把握し、患者に全人的に対応する 8) 診療についての説明を十分にする 9) 必要な時いつでも連絡がとれる 10) 医療の地域性を重視する	1) 医師のパートナーとしての役割 ・チェッカー（処方、副作用、合併症、相互作用、服薬状況など） ・アドバイザー（薬の味、剤形、ジェネリック、服薬方法、服薬時間など） ・エデュケーター（服薬指導、インスリン注射指導など） ・サポーター（利用者の声を医師に届ける支援者） 2) 健康コーディネーターとしての役割 ・健康食品のアドバイザー ・サプリメントのアドバイザー ・統合医療分野でのアドバイザー（漢方薬、民間治療薬など） ・生活習慣改善指導（肥満予防、糖尿病療養指導、禁煙、節酒など） 3) 地域医療の担い手としての役割 ・介護保険関係（居宅療養管理指導、ケアマネージャー、介護用品の供給など） ・学校教育（薬物防止教育など） ・住民健康教育（健康教室、薬物相談、健康情報発信など）

尿病の予防から治療まで患者さんの生活に深く関わり、健康をコーディネートしている薬剤師は、住民からの信頼も厚い。

(6) 地域医療の担い手としての役割

　薬剤師の薬局外での役割もまた重要である。在宅医療の一員としての活動はもちろんのこと、それ以外にも介護保険関係の役割としては、自宅での服薬指導を含めた居宅療養管理指導の他、ケアマネージャーとして活動している薬剤師や、介護用品の販売、レンタルを行っている薬局も少なくない。

　また学校薬剤師は、学校保健安全法に基づき様々な役割を担うことが求められているが、これからの薬剤師にもっとも求められているのは、喫煙予防や薬物予防などの予防教育であろう。

　そして、住民に対する健康教育や健康祭りなどでの薬物相談、健康情報発信なども重要な役割である。

3　多職種協働における薬剤師の役割

　薬剤師に期待する役割は上記のようにたくさんあるが、薬剤師単独で果たせる役割は決して多くない。表4-3に厚生労働省のチーム医療の推進に関する検討会報告書（平成22年3月19日）から薬剤師に関する部分を抜粋したが、地域は多職種のチームで成り立つものであり、在宅医療を含め薬剤師はチームの一員として、薬剤師のプロフェッショナリズを生かしながらも、チーム全員と協調しながら活動しなければならない。そのためにも情報の共有が極めて重要であり、お薬手帳はもちろんのこと、ICT（クラウドシステムなど）を活用した患者情報システムや地域における保健・医療・福祉のデータベースの作成にも関与していくべきである。

　また、地域包括ケアシステム（31頁図3-2参照）の中での薬剤師の役割も極めて重要である。地域包括ケアシステムは、「ニーズに応じた住宅が提供されることを基本とした上で、生活上の安全・安心・健康を確保するために、医療や介護のみならず、福祉サービスを含めた様々な生活支援サービスが日常生活の場（日常生活圏域）で適切に提供できるような地域での体制」（地域包括ケア研究会報告書～今後の検討のための論点整理～平成25年3月）と定義されているが、図4-1のように自分の住む町で介護と医療が一体的に提供される体制が重要であり、その中で薬剤師も医療チームの一員として、在宅医療を含めた保健、医療、福祉の提供者として活動していくことが求められている。

　具体的には、地域を病棟ととらえて、自宅が病室、道路が廊下であり、在宅医や訪問看護師、薬剤師などが巡回する。そして、24時間365日の安心を提供するために、いつでも医療者に連絡がとれ、必要な時には訪問を保証することが大切である。

表 4-3　薬剤師が実施することができる業務の具体例

　医療技術の進展とともに薬物療法が高度化しており、チーム医療において、薬剤の専門家である薬剤師が主体的に薬物療法に参加することが、医療安全の確保の観点から非常に有益である。

　また、近年は後発医薬品の種類が増加するなど、薬剤の幅広い知識が必要とされているが、病棟において薬剤師が十分に活用されておらず、医師や看護師が注射剤の調製（ミキシング）、副作用のチェックその他薬剤の管理業務を担っている場面も少なくない。

　さらに、在宅医療を始めとする地域医療においても、薬剤師が十分に活用されておらず、看護師等が居宅患者の薬剤管理を担っている場面も少なくない。

　一方で、日本医療薬学会が認定する「がん専門薬剤師」、日本病院薬剤師会が認定する「専門薬剤師」「認定薬剤師」等、高度な知識・技能を有する薬剤師が増加している。

　こうした状況を踏まえ、現行制度の下、薬剤師が実施できるにもかかわらず、薬剤師が十分に活用されていない業務を改めて明確化し、薬剤師の活用を促すべきである。

【業務例】
- 医師、薬剤師等で事前に作成、合意されたプロトコールに基づき、医師、看護師と協働して薬剤の種類、投不量、投不方法、投不期間の変更や検査のオーダを実施
- 薬剤選択、投不量、投不方法、投不期間等について積極的な処方の提案
- 薬物療法を受けている患者（在宅患者を含む。）に対する薬学的管理（患者の副作用の状況の把握、服薬指導等）
- 薬物の血中濃度や副作用のモニタリング等に基づき、副作用の発現状況や有効性の確認を行うとともに、薬剤の変更等を医師に提案
- 薬物療法の経過等を確認した上で、前回処方と同一内容の処方を医師に提案
- 外来化学療法を受けている患者に対するインフォームドコンセントへの参画及び薬学的管理
- 入院患者の持参薬の確認・管理（服薬計画の医師への提案等）
- 定期的に副作用の発現の確認等を行うため、処方内容を分割して調剤
- 抗がん剤等の適切な無菌調製

　また、医療スタッフそれぞれの専門性を活かして薬剤の選択や使用に関する業務を行う場合も、医療安全の確保に万全を期す観点から、薬剤師の助言を必要とする場面が想定される。このような場面において、薬剤の専門家として各医療スタッフからの相談に応じることができるような体制を整えることも重要である。

　今後は、医療現場（医師・薬剤師・患者等）における薬剤師の評価を確立する必要がある。その上で、将来的には、医療現場におけるニーズも踏まえながら、例えば
- 薬剤師の責任下における剤形の選択や薬剤の一包化等の実施
- 繰り返し使用可能な処方せん（いわゆるリフィル処方せん）の導入
- 薬物療法への主体的な参加（薬物の血中濃度測定のための採血、検査オーダ等の実施）
- 一定の条件の下、処方せんに記載された指示内容を変更した調剤、投薬及び服薬指導等の実施

等、さらなる業務範囲・役割の拡大について、検討することが望まれる。

（厚生労働省　チーム医療の推進に関する検討会報告書（2012）薬剤師の部分を抜粋）

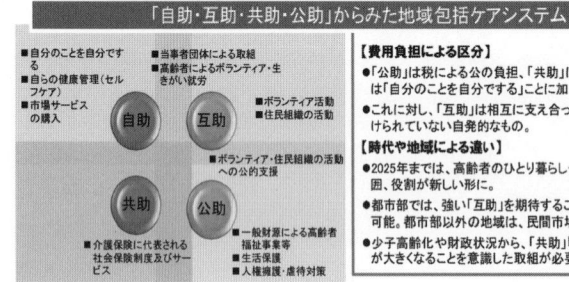

図4-1 地域包括ケアシステムの5つの構成要素と「自助・互助・共助・公助」
(三菱UFJリサーチ&コンサルティング 地域包括ケア研究会報告書(平成25年3月))

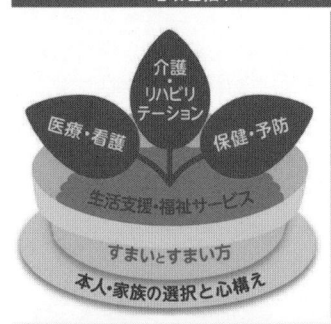

4 地域で働く薬剤師へのメッセージ

　日本薬剤師会は2013年4月に「薬剤師の将来ビジョン」を発表しているが、その中で今後の薬局・薬剤師の向かうべき方向として、表4-4を挙げている。これらがまさに我々医師が望む薬局，薬剤師像であり、地域包括ケアシステムや在宅医療を担う多職種協働チーム全員が期待している役割である。

　この役割を果たすためには、今までのように薬学部、薬局、薬剤師だけで行う勉強や研修会だけでなく、他職種と共に学ぶ専門職連携教育IPE（Inter Professional Education）と、お互いの能力、活動を知り、お互いを尊重して協働する専門職連携実践IPW（Inter Professional Working）が重要である。その上で多職種が顔の見える関係から顔を通り越して信頼できる関係にまで発展していく（図4-2参照）ことが、地域住民の幸せに繋がることは間違いない。我々地域で働く医療者は、病気を無くす、病人を無くすことを目標にするのではなく、地域住民が幸せになる、もっと言えば幸せな人生だったと思える最後を迎えられるよう支援してくことを究極の目的としていくべきである。

　そのために、
　　　　皆さんも住民の幸せのために地域で我々と共に頑張っていきませんか！！

表 4-4 薬剤師の将来ビジョン

1. セルフメディケーションの拠点としての薬局機能を確立する（地域住民に密着した健康ステーションとなる）
   1) 生活者が日常的に必要とする医療・衛生材料や介護関連用品、栄養補助食品等、医薬品以外の保健・健康関連物品の供給
   2) 生活習慣病予防やその他の疾患に対する早期の対応、健康管理
2. 地域包括ケアシステムにおける薬局・薬剤師職能を確立する（地域医療連携の中で、医療提供施設としての役割を確立する）
   1) 医薬品の供給体制の整備
      休日・夜間の救急調剤対応、医療用麻薬の供給、無菌調剤の供給など
   2) 医薬品の適正使用および医療安全の確保
      処方監査・疑義照会の充実、副作用の確認業務、服薬指導・薬学的管理の充実、長期処方への対応、医療情報の共有化など
   3) 在宅医療への参加
      地域包括ケアシステムへの対応、在宅医療の応需体制整備、在宅医療における副作用等の確認、無菌調剤供給体制の整備、多職種連携への参加、介護施設等における薬学的管理など
   4) 後発医薬品の使用促進
   5) 調剤の安全管理体制
   6) 医薬品・医療機器等安全性情報報告制度等への参加
3. 薬事衛生・公衆衛生における薬局薬剤師の地域における活動を強化する（地域住民に最も近い医療提供施設、医療人として、組織的な地域活動を強化）
   1) 禁煙キャンペーン
   2) メディアによる医療・健康情報の健全化
   3) 健康支援拠点」としての薬局の活用
   4) 薬物乱用防止活動
   5) ドーピング防止活動（アンチ・ドーピング）
   6) 災害対策
   7) 薬の適正使用に向けた教育・啓発活動
   8) 毒物劇物の管理
   9) 環境有害物質、放射性物質等に関する啓発活動
   10) 害虫・ねずみなどの駆除相談・指導
   11) 消毒薬の使用方法の指導
   12) 感染症情報収集活動への協力
   13) 自殺、うつ対策
   14) 認知症の早期発見対策
   15) 献血協力推進活動
   16) 児童・生徒の駆け込み寺として薬局を活用　等
4. 今後の薬局・薬剤師の活動を支える体制整備
   1) 生涯学習の徹底
   2) 専門薬剤師の養成
   3) 長期実務実習における指導者としての活動
   4) ICT 化への取り組み

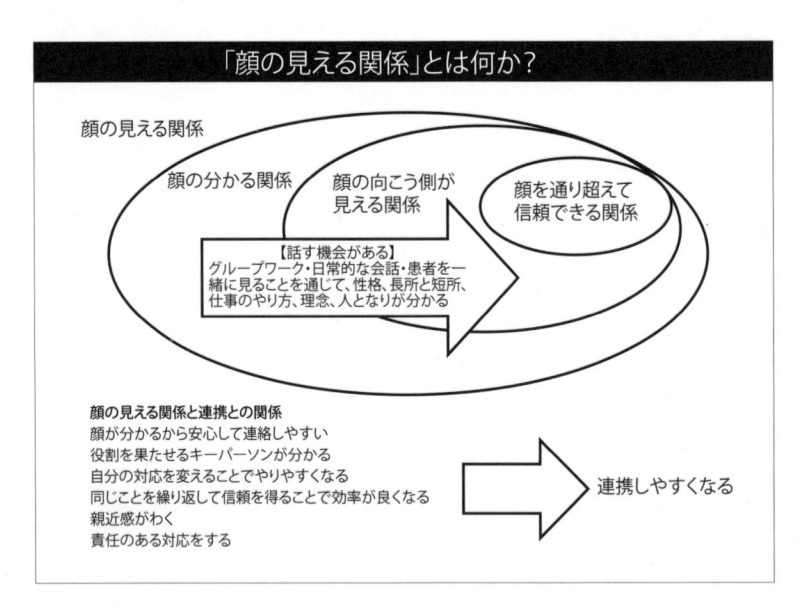

図 4-2　顔の見える関係づくり
(「緩和ケアプログラムによる地域介入研究」班編「OPTIM Report 2011 地域での実践　緩和ケア普及のための地域プロジェクト報告書」2011))

[石橋幸滋]

〔参考文献〕
1) 日本プライマリ・ケア学会編：プライマリ・ケア実践ハンドブック，エルゼビア・ジャパン，2004
2) 日本プライマリ・ケア連合学会編：日本プライマリ・ケア連合学会基本研修ハンドブック，南山堂，2012
3) 日本プライマリ・ケア学会編：プライマリ・ケア薬剤師―プライマリ・ケアにおける薬剤師の役割と実践法，エルゼビア・ジャパン，2005
4) 日本プライマリ・ケア連合学会編：日本プライマリ・ケア連合学会　薬剤師研修ハンドブック基礎編，南山堂，2014
5) 厚生労働省：チーム医療の推進について（チーム医療の推進に関する検討会報告書），2012, http://www.mhlw.go.jp/shingi/2010/03/dl/s0319-9a.pdf
6) 公益社団法人　日本薬剤師会：薬剤師の将来ビジョン，2013,
http://www.nichiyaku.or.jp/action/wp-content/uploads/2013/03/visions.pdf
7) 厚生労働省：地域包括ケアシステム
http://www.mhlw.go.jp/stf/seisakunitsuite/bunya/hukushi_kaigo/kaigo_koureisha/chiiki-houkatsu/

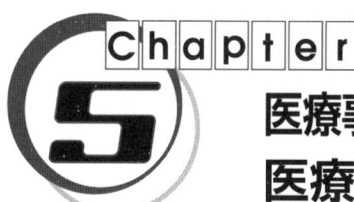

Chapter 5 医療事故を減らすために患者家族として、医療従事者として取り組んだこと

　昨今、医療安全とともに医療者と患者・家族との間のコミュニケーションの大切さが認識されるようになり、平成24年の診療報酬改定では、患者サポート体制充実加算が新設されました。私は、2004年10月から病院の医療安全対策室に勤務し、患者サポート業務に携わってきましたが、院内の医療安全の職に就くことになったきっかけは、新葛飾病院の病院長（清水陽一医師）から、「患者の視点で、セーフティーマネージャーとして医療安全を担ってほしい」と声をかけていただいたことでした。当時、医療事故で息子を亡くしたばかりの私には、驚くような提案でしたが、病院長の「患者の視点で……」という言葉で、決心がつきました。医療事故は、患者・医療者双方に大きな心の傷を残しますが、その傷を最小限にとどめたいと、この職に就いてから試行錯誤してきました。医療安全という幅広い領域の中で、医療の資格を持たない私にできることとして、まず患者・家族の声を医療者に伝え、相互のコミュニケーションをどうつくっていくかを一緒に考え、患者・医療者双方が向き合えるように支援していくことが、双方の心の傷を深くしない道であり、医療の安全につながっていくのだと考えるようになりました。このような経緯を経て、2013年に「患者・家族と医療をつなぐNPO法人架け橋」を設立し、現在私は、医療対話推進者の養成研修を定期的に開催するなど、医療対話推進を支援するための活動を行っています。

1　息子に起きた医療事故

　2003年3月9日の明け方頃、長男の理貴（りき）が強い腹痛を訴えたため、地域の小児救急外来を受診しました。当直医師の診察後、帰宅をしましたが、その後も苦しそうな様子で呼吸が荒くなってきたため、私は心配になり病院に連絡をしたところ、再度受診することになりました。腹部のレントゲンやCT、血液検査、点滴などが行われ、それらの検査結果を2時間待った後、家族の希望で入院することになりました。11時頃に入院しましたが、医師の診察がないまま、午後1時半頃に大量吐血、ショック状態になり、心肺が停止しました。救急措置と心臓マッサージなどの蘇生が行われ一度心拍が回復しましたが、その直後に再度の心肺停止となり、午後4時過ぎに亡くなりました。

　息子が死に至るまでの病院の対応に不信感を抱いた私は、警察の説明を受け行政解

剖を承諾しました。息子の身に何が起こったのか、親としてくわしい状況を知りたかった私は、病院からの説明をずっと待ち続けていたのですが、1カ月を過ぎても病院から何の連絡もこなかったため、私はカルテ開示をもって説明を望んでいたので、病院側に連絡をしようとしました。そう考えていた矢先、とつぜん大手新聞社から「実は息子さんが亡くなられたことについて内部告発文書が届いている」という事実を知らされました。ただ、この連絡を受けた後も、私は病院が事実を明らかにし、きちんと対応してくれることを望んでいましたので、公には騒ぎ立てたくない思いでカルテ開示をしてくれるよう、病院に申し出をしました。

　入院時の病名は「急性胃腸炎の疑」「麻痺性イレウスの疑」でしたが、解剖の結果、死因は「絞扼性イレウス」と判明しました。解剖を受けたことで息子の死因だけは知ることができました。その後、病院は説明の場を設けてはくれましたが、病院が行ったカルテ開示による説明は、とても不誠実で、冷たいものでした。まるで、都合の悪い事実を隠そうとしているようにしか見えない病院に、私はこの時初めて許せない気持ちでいっぱいになり、ほかの専門医の見解を求めたいと考え、取材を受ける決心もしました。そして息子の死から3カ月近くたった6月1日、日曜日の朝、新聞の社会面にトップニュースとして掲載されました。

2　医療者間のコミュニケーションエラー

　この事故の問題点は、スタッフ間のコミュニケーションが不足していたことでした。救急外来の当直看護師が危機感を感じ、当直医師に外科のコンサルトや大学病院の転科などを勧めたにもかかわらず、当直医師はそれを無視し、緊急性がないと判断したことで、日勤医師にきちんとした申し送りを行っていませんでした。また看護師にも同様のことが起こり、救急外来の日勤看護師、病棟の日勤看護師へと引き継がれていく間に、いつの間にか経過観察が緩慢になっていき、息子は病状の悪化を誰にも気付いてもらえることなく、亡くなりました。医師間だけでなく、看護師の申し送りや経過観察においても適切な引継ぎが行われず、チーム医療がなされていませんでした。

3　患者・被害者の感情を知ることの大切さ

　私は自らの経験から、医療者が想像する患者・家族の感情は、実際の患者・家族の気持ちとかなり乖離していると感じていました。被害者の気持ち・感覚・考え方を医療現場に伝えることができれば、病院の対応はずいぶん変わるのではないかと思いました。想像上の被害者・遺族の気持ちでなく、実際の被害者・遺族の気持ちがわかれば、少なくとも配慮を欠いた対応はなくなるのではないかと考えたからです。これは言うまでもありませんが、私は被害者の意見が全て正しくて、被害者の言う方向に医療を変えさえすれば問題が解決すると思っているのではありません。しかし医療者が

被害者の経験や感情を知ることは、医療事故の再発防止、医療改善の基本だと考えているのです。

4　当該病院との和解

　病院とは、事故から2年半後に和解しましたが、当事者や当時の関係者から直接の謝罪を受けられずにいた当時の私は、怒りをぶつける気持ちにもなれず、気持ちの持って行き場を失っていました。そのような思いを抱えながらさらに半年が経った3年後の命日に、私はいつものように息子のお墓参りに行きました。すると昨年同様、大きな花束がたむけられていました。それを見た私は、すぐに病院の人たちからのものだと思いました。前年もお墓参りはしてくれていましたが、それまでの形式的なものとは違う何かを、その時に感じたのです。

　私はこの気持ちを病院の職員に伝えたいと思い、自然と足は病院に向かっていました。窓口担当者に「もう恨む気持ちはありません」と思いを伝え、席を立ち帰ろうとドアを開けたら、目の前に、あの日救急外来の当直をしていた看護師の一人が立っていました。その看護師は、「ずっとお詫びしたかったです。この3年間、お母さんがどんなに辛いお気持ちで過ごされていたのかと思うと……」と泣きながら謝罪してくれました。私が「救急外来の看護師さんたちには、よくやっていただいたと思っています」と言うと、すぐに「いいえ、あれだけ外来では危機感を感じていたのに、それを引き継げなかった私たちの責任は重いです」と答えました。事故から3年、ようやく私たちは会うことができました。看護師の真の思いを聴くことができ、私の心はどれだけ救われたかわかりません。当事者の一人である看護師が、遺族の思いを理解してくれていたことを知り、心がスーッと楽になっていくのを感じました。そして、ここまで心の傷が深くなる前に、もっと早くこういう関係になりたかったと思いました。同時に改めて、病院という"組織"と"当事者個人"の認識の違いを感じ、当事者が自分の気持ちを伝えられないことが、相互の溝を深くしている現状を感じたのです。

5　遺族が知ることのできない再発防止策

　被害者家族である私が、何故このような職務を引き受けたのかと言うと、それは医療者のことをもっと知りたいと思ったからです。医学的な知識に乏しい私がそう簡単にこの職務を担えるはずがないことは解っていました。それでも、対立していても何も解決しない、何も変わらない中で、まずは相手の立場を知ることから始めたいと思いました。医療安全を学ぶために外部の講習会に参加して、私には驚いたことがありました。ある病院のリスクマネージャーが、関連病院で起きた医療事故の再発防止の取り組みを発表していたのですが、非常に熱心に改善策を検討しているにもかかわらず、それらの内容は医療者限定の講習会などでしか発表されていないのです。その事故は既に6年が経過していたが、遺族は病院側から再発防止の取り組みや報告を受け

ることなく、心に深い傷を負ったままでいました。このような状況では、懸命に再発防止に取り組んでいる医療者にとっても大変不幸なことだと感じました。

6　患者支援室の3つの機能

当院（131床）は、医療安全対策室、患者・家族支援窓口（相談窓口）、からだ学習館（患者図書室）の3つの機能をひとつの部屋に配置しており、総称で「患者支援室」と呼んでいます。

からだ学習館には現在約1000冊の蔵書があり、患者さんが医療の知識を得るための情報提供と支援を行っています。入院中の方には、入院病棟の談話室に可動式の本棚を設置しています。

医療安全対策室は、看護師の専従医療安全管理者（セーフティーマネージャー）と私の2名が常駐し、研修会の企画や会議の開催等、医療安全に関する活動を行っています。

また、**患者・家族支援窓口**は、専従医療対話推進者が1名、兼任者3名のスタッフが担当し、医療事故が起きた時の対応のみならず、日常診療の中で患者・家族が感じる不安や不満等について耳を傾け、それらを解消するための手立てを講じています。

7　患者サポート体制における医療対話推進者の取り組み

2012年4月からの患者サポート体制充実加算の新設を受け、2013年1月10日に厚生労働省医政局総務課（平成25年1月10日付医政総発0110第2号厚生労働省医政局総務課長通知）より「医療対話推進者の業務指針及び養成のための研修プログラム作成指針──説明と対話の文化の醸成のために──」が各都道府県に送付されました。

この指針により、従来の患者相談窓口の担当者が「医療対話推進者」とされ、その役割が明確になり、「医療対話推進者」と「医療安全管理者」の2つの役割が連携していくことの重要性が示されました。また、養成のための研修プログラム作成指針では、この役割をしっかり担うために必要な研修「**研修において習得すべき基本的事項**」が記されています。

患者サポート体制充実加算 70点（入院初日）
【施設基準】
・患者からの相談窓口を設置し、専任の看護師、社会福祉士等を配置していること。
・患者サポートマニュアルの作成、報告体制の整備、職員への研修等、体制の整備を行っていること。

8　医療対話推進者の業務指針及び養成のための研修プログラム作成指針

このような経験を持つ立場から、これから実務を担う方々に知っておいていただきたい要点を、「医療対話推進者の業務指針及び養成のための研修プログラム作成指針」

の中から一部抜粋してご紹介したいと思います。

> **本指針の位置付け**
> 　本指針は、患者・家族支援を行うことを業務とする医療対話推進者のための業務指針である。医療安全管理者については、「医療安全管理者の業務指針および養成のための研修プログラム作成指針」（厚生労働省医療安全対策検討会議　医療安全管理者の質の向上に関する検討作業部会　平成19年3月）に示したところであって、本指針と相まって、医療安全管理業務と患者・家族支援業務を、各医療機関の規模や機能に応じて有機的に連動させるものと考える。
>
> **医療対話推進者の業務**
> 　患者・家族への一次対応としての業務
> 　患者・家族からの相談や苦情内容に応じた適切な対応を行う
> ・疾病に関する医学的な質問に関する相談
> ・生活上及び入院上の不安等に関する相談
> ・医療者の対応等に起因する苦情や相談
> 　発生した医療事故や医療事故を疑った患者・家族からの申し出に対応すること
> 　院内巡視などをした際など、上記以外の機会に患者・家族から寄せられた相談や苦情に適切に対応を行うこと

　医療対話推進者の基本業務は、患者・家族への一次対応としての業務です。医療上や生活上の相談はもとより、問い合わせや苦情、そして大きな医療事故に至るまで、院内に起きうること全てが該当します。

> **医療事故や、医療事故を疑った患者・家族からの申し出に関して対応すること**
> 　医療対話推進者は、医療事故が発生した場合、あるいは、医療事故を疑って申し出を受けた場合には、管理者からの指示を受け、医療安全管理者等と連携して患者・家族及び事故関係者の支援にあたる。事故によって生ずる患者・家族への影響や事故当事者及び関係者への影響拡大の防止を図るとともに、医療者からの説明を促し、患者・家族との対話の推進を図る。
> ①患者・家族への事故の連絡や説明の実施
> ②管理者や医療事故に関与した職員等から、患者・家族への説明する場の設営のための調整活動
> ③説明の場での話し合いの進行上の配慮
> ④患者・家族及び医療事故に関わった職員（当事者・関係者）等の精神的ケア等のサポート

9　医療事故発生時の医療安全管理者と医療対話推進者の連携

　当院は、7年前よりセーフティーマネージャーの業務内容を見直し、医療事故や、その疑いがある際に、事故調査を担当する医療安全管理者と患者・家族に対応する患者相談窓口の担当者が二本の柱となり、初動対応を行ってきました。
　病院によっては、この過程を医療安全管理者が1人で一手に行っているのを耳にす

ることがありますが、私は経験上、この両立は不可能に近いのではないかと思っています。客観的に事故やトラブルを調査し分析していかなければならない立場の者が、患者・家族に寄り添って話を聞くとなると、事実を早くつかもうとして患者・家族の感情を傷つけてしまうことがあるからです。その一方で患者・家族に寄り添うために、調査が進まなくなることも考えられます。また、医療安全管理者が1人で全てを抱え込めば、管理者自身が大きなダメージを受けることにもなり、患者・家族と医療者の互いが傷つけあう結果になりかねません。

　初動対応で担う患者・家族及び職員との調整役は、対応等の日程調整から精神的サポートへの配慮まで業務が多岐にわたるため、医療安全管理者が単独で担当するのは困難です。しかしこの役割は、これまで医療安全管理者の役割として考えられていました。医療対話推進者の業務指針では、医療対話推進者と医療安全管理者が連携して支援にあたることが示されています。現在も患者相談業務と医療安全業務は、別組織として位置づけられ、別々に動いている病院が多いと聞きますが、医療事故の対応マニュアルを統一し、両者の適切な連携が必要とされます。

10 医療対話推進者の実践に必要な研修

　平成25年3月21日厚生労働省保険局医療課疑義解釈資料の送付について（その12）は「医療対話推進者の業務指針及び養成のための研修プログラム作成指針（平成25年1月10日付医政総発0110第2号厚生労働省医政局総務課長通知）の内容を満たすもの」及び「研修期間は通算して20時間以上又は3日程度のもの」となっています。

　患者・家族と医療をつなぐNPO法人架け橋では、医療対話推進者が安心して業務に就けるよう、対応能力として必要な医療対話推進者の心構えについての学びやコミュニケーションスキルが取得できるだけでなく、実務として必要なデスクワーク内容や研修等の企画・運営方法についても、医療監視の際にも役立つように解説しています。また、事例検討会やグループワークなどから、患者・医療者双方の心情を察しながら医療コミュニケーションを学ぶことができます。

　医療事故対応の際、スキルトレーニングで身につけたような形式的な言葉をかけられたり、冷静な態度をとられると、患者や家族は不信感を抱き、反発を感じたりします。スキルを身につける前提として、患者・家族への真の理解、患者と医療者のパートナーシップに対する認識というものが必要なのだと思います。

> **架け橋が行う「医療対話推進者研修」の特色**
> 1. 平成25年3月21日厚生労働省保険局医療課が疑義解釈で示す要件を満たす内容である。
> 2. 患者・家族（医療事故を経験した家族）の立場に立つものが研修の企画・運営にかかわることで、より医療者と患者・家族間の説明と対話の文化の醸成に資するものとなっている。
> 3. 研修では、実際の事例を基に事例検討会を行うことで、学びを実際の行動に結びつけることができ、実践的な内容となっている。

主な研修内容
①患者・家族支援体制の構築1（医療対話推進者の役割と業務）
②患者・家族支援体制の構築2（チーム医療に関する基礎的知識）
③患者・家族支援体制の構築3（カンファレンス等運営、他部門との連携等）
④患者・家族支援体制の構築4（グループワークを主に）
⑤患者・家族対応の基本的知識1（インフォームド・コンセント、患者の権利擁護の基礎的知識）
⑥患者・家族対応の基本的知識2（法に関する基礎的知識、対話、コミュニケーション力の向上）
⑦医療安全に関する基礎的知識1（相談や苦情の対応における医療上の基本的知識）
⑧医療安全に関する基礎的知識2（医療安全施策の動向、安全管理に関する法令や制度、指針等）
⑨医療事故が発生した場合の対応（医療事故に遭遇した当事者の立場や心情への共感と対応）
⑩説明と対話の文化の醸成
⑪情報収集と分析、対策、フィードバック（事例検討、模擬事例、実務演習を主に）
⑫職員に対する研修の企画・運営

患者・家族と医療をつなぐNPO法人架け橋が考える医療対話推進に必要な7つの心得
1. 傷ついた気持ちに寄り添う
　医療事故が起きると、患者・家族も医療者も深く傷つく。
　関係者の気持ちに最大限配慮することを大切にする。
2. 関係者の話を聴き、いっしょに考える
　関係者の思いを理解するため「聴く」に徹することからはじめる。
　そのうえで患者・家族、医療者を支え、提案やアドバイスをするのではなく、これからどうしていくかをいっしょに考えていく。
3. 患者・家族・医療者を心から尊重する
　患者・家族、医療者の気持ちを心から尊重し、それを理解しようとすることが大切。患者・家族、医療者の感情をコントロールしてはならない。そのためのスキルトレーニングは必要だが、マニュアル的スキル（聴く技術・言い換えの技術）に終わってはならない。
4. 肩代わりするのではなく、向き合うことを支える
　代わりに謝罪するなど、「当事者の代行」はしない。
　患者・家族、医療者自身が自分たちで向き合えるように支え、環境の整備をする。
5. 公平性・中立性を超える
　中立性という指標は、患者・家族と医療者との信頼性を得るためのものだが、病院職員という立場は「公平・中立」には見えないことがある。傷ついている人に対して、ときには一方に寄り添うことで、信頼関係をつくる必要もある。
6. 医療事故分析の調査には、携わらないが連携する
　医療事故分析の調査には直接携わらないが、適切な連携が必要である。
7. 小さな信頼から大きな信頼へ
　事故後の対応・ケアとして、正答や唯一の方策といえるものはない。
　患者・家族と医療者が誠実に対話をすることを通して、小さな信頼が積み重なって大きな信頼に結びつくようなプロセスを支える。

11　話し合いによる解決をめざす医療 ADR 機関

　当該医療機関の当該医師や院長が患者・家族に十分な説明をし、話し合いを重ねても分かりあうことができない場合には、医療専門の第三者機関「ADR（Alternative Dispute Resolution、裁判外紛争解決）機関」で話し合いを行うことも選択肢のひとつになることがあります。医療 ADR 機関は、患者・家族からも医療機関からも申し立てを受け付けています。当院は、ADR 機関で話し合いを行い、和解をした経験がありますが、院内の対応が不十分なままで ADR につなげれば真の解決をすることはできません。医療機関自らの意思で患者・家族に耳を傾け、事実の情報開示と説明をしていくことが前提です。それがなされなければ、患者・家族が納得や理解をすることはできないのです。医療 ADR 機関は全国に設置され始めていますが、弁護士が創設した機関や、医師会が創設し、医師が仲裁人になっている機関もあります。厚生労働省は、平成 22 年より医療における ADR 機関の活用を推進するため、裁判外紛争解決にかかる情報共有、意見交換を行うことを目的に、ADR 機関、医療界、法曹界、患者団体それぞれの代表らで連絡調整会議を行っています。

12　産科医療補償制度の導入

　分娩機関（産科）で起こっている有害事象は、過失の有無が分かりにくいことが少なくありません。しかし過失がなくても患者が被害を被ることはあります。そこで患者・家族の救済と医師が萎縮せずに医療の提供を続けられるようにと両者のために考えられたのが、産科医療補償制度です。この制度は、2009 年 1 月から開始されましたが、赤ちゃんが重度の脳性麻痺と診断され、対象となった場合、分娩機関の過失の有無にかかわらず補償をします。目的のひとつに「脳性麻痺発症の原因分析を行い、将来の脳性麻痺発症の予防に資する情報を提供する」ことが掲げられています。しっかり原因分析をして報告書を作成し、児・家族と分娩機関にフィードバックして再発防止につなげようというしくみです。私はこの制度の原因分析委員会の委員を務めています。原因分析委員会は、産科医を中心に、新生児科医、助産師、弁護士、有識者等で構成されていますが、私の役目は患者・家族の声を取り入れることだと思っています。原因分析は、中立公正でかつ透明性を保ち、分娩機関の意見だけでなく、児・家族の意見や視点を取り入れることが重要です。

原因分析報告書作成マニュアルの中の基本的な考え方
(1)　原因分析は、責任追及を目的とするのではなく、「なぜ起こったか」などの原因を明らかにするとともに、同じような事例の再発防止を提言するためのものです。
(2)　報告書は、児・家族、国民、法律家等から見ても、分かりやすく、かつ信頼できる内容とします。
(3)　原因分析にあたっては、分娩経過中の要因とともに、既往歴や今回の妊娠経過等、分娩

以外の要因についても検討します。
(4) 医学的評価にあたっては、検討すべき事象の発生時に視点を置き、その時点で行う妥当な分娩管理等は何かという観点で、事例を分析します。
(5) 報告書は、産科医療の質の向上に資するものであることが求められており、既知の結果から振り返る事後的検討も行って、再発防止に向けて改善につながると考えられる課題が見つかれば、それを指摘します。

13 医療事故調査制度法制化

　医療事故を調査する第三者機関の創設に向けて、厚生労働省の「医療事故に係る調査の仕組み等のあり方に関する検討部会」でまとめられた法案が6月18日に可決されました。これで、医療法改正のもと、平成27年10月1日より、第三者機関の設置を含む新たな医療事故調査制度が施行されることになりました。来年10月の施行に向けて、ガイドラインを策定することが予定されています。附帯決議では、医療事故調査制度が中立性、透明性、公正性及び専門性を確保して医療事故の原因究明及び再発防止を推進し、医療の質と安全性の向上に資する制度として運用されるよう、適切なガイドラインが策定されなければならないと述べられていますが、さまざまな課題を抱えており、整備が急務とされています。医療事故調査制度は、患者・家族及び医療者に受け入れられ、社会に信頼される制度となることが重要であることから、この制度がより良いものになるよう、医療従事者のみならず、国民全体が関心を持ち続けることが肝要です。

　医療安全管理者を担う主な職種は、医療の有資格者である看護師、薬剤師、医師です。この他に、医薬品安全管理者と医療機器安全管理者の配置も義務付けられていますので、医療安全分野は今後更に、薬剤師や放射線技師、そして臨床工学技士の専門性が求められていくことと思います。

　患者と医療者は、ともに手を携えてベストな治療を進めていくパートナーです。それぞれの病院で医療対話推進者と医療安全管理者が連携して患者・家族と職員を支援し、努力を続けていく中で、患者と医療者のパートナーシップへの意識が高まり、それらの積み重ねが医療の質を向上させていくのではないかと思います。　　［豊田郁子］

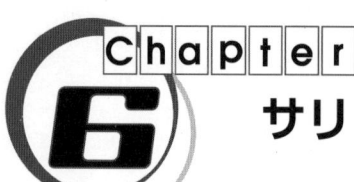

Chapter 6 サリドマイド患者として生きて

1 母に伝えたい言葉

　母が泣きながら電話をかけてきたのは、1998年の関東地方に春一番が吹き荒れた日のことでした。いつものように「元気かい？」と遠く離れて暮らす母に尋ねると、「札幌は、吹雪いて何も見えないよ」という返事が返ってきました。

　そうだった。春が北国に届くのはまだ先のことで、実家近くに流れる凍てつく発寒川の川面に雪が降り積もる様子を「ふぅ」と息を吸い込みながらいっきに思い出すと、目の前に故郷の風景が広がっていきました。

　そして何だか母の声が震えているような気がして、寒さのせいかと思いながら母が答え易いように柔らかい響きになるよう声のトーンに気をつけながら、何かあったのかと尋ねました。

　一瞬、母が言うべきか躊躇したのか、それとも気持ちが高ぶって言葉を詰まらせたのか、長く静かな沈黙が流れました。それから堰を切ったように母の胸にあった言葉が溢れ出しました。

　この日、母は健康診断の結果を聞きに病院に行き、医者からがんの告知とともに、できるだけ早い入院で手術を受けるよう告げられたということでした。

　小さい子供のように泣きじゃくる母に、娘の私だから掛けてあげられる言葉が何処かにある筈だと必死に考えましたが、「大丈夫だから、手術は恐くないから」と言うのが精一杯でした。そこから先は受話器のこちら側で母が泣き止むのを静かに待ちました。たぶん、これまでの母の人生の中で、一番涙を流した瞬間だったのではなかったかと思います。少し落ち着きを取り戻した母に、病に対抗するためには、強い心で治療に専念するしかないと励まし電話を切りました。母が入院するまでの数週間、私は電話で母を励まし続けました。

　私自身はサリドマイド薬害事件の被害者で、サリドマイドの副作用のために十分に体が出来上がらないまま生まれてきました。両腕は極端に短く、肩から手のひらが出ているような腕でした。さらに中隔欠損といって、心臓に孔があいていて不整脈が激しく、体力のない幼少期の頃は医師からは誕生日を迎えるのは難しいと言われていました。家族の住む北海道を離れ、東京の小児専門の病院で治療を受けました。両親の元には助からないかもしれないという危篤を伝える電話が掛かってくることもあったそうです。何度も危険を乗り越えてきたからなのか、深刻にならず母の言葉を受け取

れたのかもしれません。いえ、その影響は些細なもので本当のところ、当時の私の母への愛情が完璧に不完全なものだったから動揺せずにいられたのだろうと今では思います。私たち親子が良好な親子関係を築くには、少しばかり道が険し過ぎたのではないでしょうか。

　東京の桜が葉桜になるのを待って、私は春まだ浅い北国に向かいました。
　手術室に向かう母を見送ってから、手術が終わるのを兄や親戚とともに病院の待合室のソファーに腰掛け待つことになりました。待合室といってもエレベーター前の少し広い通路に、ソファーが慎ましく置いてあるだけの場所でした。看護婦さんが忙しく走り抜けて行く姿をぼんやり眺めながら、時間が過ぎていくのを待ちました。それまでの母との想い出を、ひとつひとつ拾い集めているような気分でした。
　伊達市という道南にある実家は、小さな雑貨屋を営む両親と、家族が食べるぶんだけの野菜を作る祖父母と3つ年上の兄が暮らし、私は6番目の家族として加わりました。
　窓の向こうに広がる山の中腹に放牧されている牛たちが、白黒のかたまりとなっていったりきたりするのが見えるくらいで、他にはとうきび畑が風になびく景色が続いているだけでした。
　この長閑な街で、私は日本で最初に大きな薬害事件となったサリドマイドの被害者として生まれました。サリドマイド剤が配合された胃腸薬は、妊婦や小児が飲んでも安全無害と宣伝されていましたが、妊婦が服用した場合に胎児は血管新生が阻害されるという副作用を受け、十分に成長できないまま生まれることになり、50％以上が死産や流産で命を落としました。命が助かったとしても、心奇形や消化器官の奇形や欠損で、治療を必要とすることも少なくありませんでした。私は中隔欠損で心臓に孔があいていたため不整脈がひどく、誕生日を迎えるのは難しいと言われました。心臓の手術をするために東京のこども専門の病院に転院しましたが、検査結果は思わしくなく体の弱い私は手術を断念し、自然閉鎖を待つことになりました。結局、幼少期の殆どを病院で過ごしました。入院は10年にも及びました。多くの子どもたちが闘病する病院で、闘病の甲斐もなく死んでいく仲間を見送ることもありました。人は病気になればどんなに努力しても、時として死ぬことを受け入れなければならないことを知りました。
　私の記憶では家族と対面を果たしたのは、小学校に入学した最初の夏休みのことでした。主治医から帰郷の許可が下りて、戸惑いながらも生まれ故郷に立った日のことは昨日のことのように思い出すことが出来ます。初めて目にする故郷の大地は、例えようのない美しい新緑の季節を迎え、目眩がするほど真っ直ぐな道が続いていました。壮大な風景が、沈黙とともに横たわっていました。そこで私は初めて家族と対面しました。空港に出迎えてくれた家族に、私はペコリと頭を下げて「はじめまして、私が

ゆかりです」と挨拶した日が、病院の待合室にいる私の脳裏によみがえっていました。
　この記憶に辿りつくのに、どれだけの時間を費やしたのか、或いは一瞬のことだったのか憶えていませんが、それから先のことを考える時間はたっぷりありました。窓の外を眺めてぼんやりするだけでは時間は長すぎました。
　帰宅した夜の私は不安を感じるばかりでした。なんと言っても、初めて聞く北海道弁は聞き取れず、何度も聞き返さなければならなかったですし、初めて会った家族に、どんな話が相応しいのか分かりませんでした。母が準備してくれた夕食を私は食べていいのか迷い、もじもじしながら「食べてもいいのでしょうか？」と聞きました。母は目をまるくして、好きなだけ好きなものを食べなさいとニッコリ笑ってくれました。
　私のいる部屋からは、庭の大きな杏の木が見えました。側に立って空を見上げると、たわわに実ったオレンジ色の果実が、枝をしならせているのが分かります。そこらいったい甘い香りが包んでいました。ときどきポトンと落ちてくる実を避けながら、ほどよくオレンジ色に熟した実だけを拾い集めました。
　途中からいちいち洗ったりするのが面倒になって、ゴミを払って口に放り込みました。太陽の温もりと甘酸っぱさで、口の中はいっぱいになりました。
　母が飲んだ一錠の薬による被害は、私たち親子を翻弄しました。私と再会する母がどんな気持ちでいたのかを、今も私は上手く想像することができません。私の初めての帰郷から間もなく両親は離婚し、家族が離散することになりました。私の帰りを待ちわびてくれた両親に、私は少しも甘えることが出来ませんでした。
　再び母と私が会うために、20年の歳月が必要となりました。私を引き取った父が病気で亡くなって、ひとりになった私を兄が迎えに来る日までかかってしまったからです。

　「戻ってきましたよ」という看護婦さんの声を聞いて振り返ると、ベッドに横たわる母が 私を見つけて小さく手を振りました。「お帰りなさい」って、みんなで何度も声をかけました。がんと宣告された当時の母とは違い、生きる望みを捨てずに手術や抗がん剤の副作用にも耐えましたが、電話から僅か２年で亡くなりました。入院するまで病気らしい病気をすることもなかった母ですが、はじめて病に苦しむことを知ったのだと思います。病床の母を見舞いに来てくれた友人たちは、雑誌に載っている〇〇キノコなど手土産に持ってきました。それらを母は大事そうに手提げ袋にしまい、病院には内緒で様々な民間療法のたぐいのものを試していました。当時のがん病棟の病室では珍しい光景ではありませんでしたが、科学的根拠に基づかなければいけない医療も、不治の病の前ではなすすべもないのだと思いました。

　父が病気で亡くなり母と再会したとき、「なぜもっと早く、捜し出してくれなかったのか」と責めました。たぶん、人に対してあんなに文句を言うのは、もう二度とない

だろうと確約できるほどです。
　数年たって私達は表面的には仲の良い親子になりましたが、どこか二人の会話がギクシャクしているのは否めないことでした。そこに あの電話が鳴ったのです。私は居ても立ってもいられず、母の入院が決まると母の住む北海道に戻りました。会うたびに母の気持ちを紛らわそうと、いろいろな話をしました。おしゃべり好きの、まったく私の本領発揮でした。病室を覗き込むたびに、本当に嬉しそうに母は手を振ってくれました。

　北国の春は、思い出したようにやってきます。
　雪解けの季節が訪れると、氷に覆われていたはずの黒い大地が あちこちに現われます。発寒川の土手にふきのとうが芽を出すと、それから先は柔らかな春の陽射しに揺れる草花たちの季節です。少しくらい木枯らしが吹こうが みぞれ混じりの雨が降ろうが、まっしぐらに草花は春を目指します。その思い切りの良さに、私はひたすら圧倒されていました。
　大部屋から個室に移された頃には、栄養の補給も鎮痛剤も点滴でした。歩くことが出来なくなった母にとって、窓から見える季節の移り変わりを見るのが、唯一の楽しみになりましたが、とうとうベッドから起き上がれなくなりました。母のために私は、母の一眼レフで桜の写真を撮りました。写真は二人の共通の趣味でした。ソメイヨシノより少し濃い目の桃色が特徴の、エゾヤマザクラの写真です。それを母はしばらく目を細めて嬉しそうに眺めます。
　「来年は一緒に見ようね」というと、うんうんと小さく頷きました。人は そんなに強くはありません。死ぬかもしれないという恐怖に勝てる人はいません。母の気持ちを察すると、胸がいっぱいになりました。母を支えてみせると意気込みながら、私にできることといえば時間が許すかぎり側に居ることくらいでした。死期が近いと感じたのか、よく昔の話をしてくれました。私と対面が果たせたとき、生きていてくれてありがとうと思ったと泣きました。
　二人の間に失っているものがあるのなら、少しでも取り戻したいと思いました。私達は まるで何もかも失ってしまっているようであり、実は何も失っていないとも思いました。はっきり理解できたことは、私は母の娘になることを願って生まれてきたのではないかということです。
　副作用のない夢の新薬と謳われたサリドマイドを飲んだ母に、なんの落ち度もありませんでしたが、最期まで母は薬を飲んだ自分を許せずにいました。まるで自分の罪を償うように過ごしているようにも見えました。抗がん剤の副作用で髪を失い、食欲もないのに笑顔を絶やしませんでした。時には子供のように拗ねたりする無邪気なところがある可愛い人でした。
　自由に動けるようになった今、発寒川の畔の桜並木をのんびり心置きなく歩いてい

てくれて欲しいです。私があの場所に戻ったら、一生懸命 私も手を振るので手を振って下さい。

2　サリドマイド事件とは――概要と教訓

　薬害サリドマイド事件から50年の月日が流れましたが、今でもサリドマイドは薬害の原点と言われています。薬の副作用で人が亡くなる、或いは、胎児にまで副作用が及ぶと言うことの驚きとともに、腕などを失った子供たちの痛ましい姿が、人々の脳裏に焼き付いて離れないのかもしれません。

　1957年10月、西ドイツで鎮静・催眠薬として開発された薬（商品名：コンテルガン）です。3ヶ月後の1958年1月に、日本ではサリドマイドが睡眠薬（商品名：イソミン）として認可を受け販売されました。当時の新聞の広告欄には、サリドマイド剤の入った薬は〝妊婦や小児が安心して飲める安全無害な薬、副作用のまったくない夢の新薬〟と謳われていました。開発時の毒性を調べる動物実験で副作用も認められず、致死量も計ることができなかったことから、副作用のまったくない新薬と脚光を浴びることになったのです。実際には、ラットの消化器官ではサリドマイドが吸収できず排泄されていただけでした。

　薬が発売されるやいなや、各地で手や耳に障害がある子どもたちが次々に生まれました。子どもたちの腕は極端に短く、或いは、腕や耳がなく、目を覆いたくなる痛ましい姿でした。最初に誰が言い出したのか、その小さな腕が天使の翼のようだと言い、やがて私たちはエンゼルベイビーと呼ばれるようになりました。子どもたちの置かれた状況は、その可愛い名前からは想像できない悲惨な状態でした。小学校の入学式を迎えることさえ、難しいとも言われていました。腕や耳だけではなく、内臓にも大きな損傷を受け、流産や死産などで被害者の半分は亡くなったと言われています。

　胎児の催奇形性は、一般的には姿形の奇形を指すものですが、サリドマイド児の場合は、薬物の作用機序が血管の新生を阻害するというものでしたので、奇形は外見的なものにとどまらず、骨格、心臓などの臓器など、体のありとあらゆる場所に及びました。このような重篤な副作用が、医薬品を服用した本人だけではなく、次世代にも副作用が引き継がれることを、この事件を通し、人々はようやく知りました。テレビや冷蔵庫などの家電製品とは違い、副作用を受けることでしか評価のできない商品であることを理解しました。

　国内では初めて、医薬品による健康被害の責任を、国や製薬会社に問う訴訟に発展しました。裁判当初は、「自分で飲んだ薬で御上を訴えるなんて、責任転嫁も甚だしい」「先祖の報いを受けている」など原告への風当たりは厳しいものでした。

　しかし、裁判が進むにつれて、サリドマイドによる副作用被害であることを示唆するデータが示され、また、製薬企業の営利優先の経営手法が、副作用の解析や調査を不十分なものにし、行政の怠慢もあいまって薬の回収に踏み切れないまま、被害を拡

表6-1 日本におけるサリドマイド被害者の出生年と男女別

生年	1959	1960	1961	1962	1963	1964	1969	計
男	6	16	34	88	24	2	1	171
女	6	9	24	74	23	2	0	138
計	12	25	58	162	47	4	1	309

＊サリドマイド製剤の販売は日本では1962年に停止されましたが、回収が徹底していなかったため、その後も被害者が生まれました。
(財団法人いしずえ。サリドマイドと薬害< http://www008.upp.so-net.ne.jp/ishizue/aboutthalidomide.html >
(2011年8月15日アクセス))

大させていく様子が浮き彫りになっていきました。医療者の沈黙の加担も指摘されました。様々な集めた情報を解析していけば、子どもたちの催奇形成とサリドマイドとの因果関係は、疑うに十分なものでした。なぜ医療者は沈黙したのか、それは加害者に加担したことになるのではないか、原告の怒りは収まりませんでした。

医薬品の副作用の怖さはもとより、医薬品も例外なく企業の経営戦略の中にある商品である、という危うさを人々は目の当たりにしました。

「なぜこのようなことが起きたのか」と人々は震えました。これは本当に薬が起こした事件なのかと人々は怒り、薬の副作用による健康被害と呼ぶことに抵抗さえ感じるようになりました。これはもう副作用という概念を超え、人災の領域に踏み込んでいると考えるようになりました。やがて副作用とは違う言葉で表現すべきではないか、という声になっていきました。

表6-2 日本におけるサリドマイド被害者の障害の種類と内訳

サリドマイド製剤による障害は主に四肢の欠損症と耳の障害です。

四肢に障害のある人	人数
上肢が非常に不自由な人	30人（2人）
上肢が不自由な人	88人（6人）
前腕が不自由な人	72人（5人）
手指が不自由な人	56人（6人）
計	246人（19人）

（ ）内は聴覚にも障害のある人

聴覚に障害のある人	人数
耳が全く聞こえない人	46人（5人）
耳の聞こえが悪い人	36人（14人）
計	82人（19人）

（ ）内は手にも障害のある人

主に手に障害がある人	246人
主に聴覚に障害がある人	82人
重複している人	19人
計（246 + 82 − 19 =）	309人

'60年代は水俣病や四日市ぜんそくなど、経済活動によって自然環境が壊される社会災害が顕在化した時期でもあり、サリドマイドによる薬禍も公害問題と同様に薬による社会災害と捉えるようになりました。公害という言葉になぞられ、「薬害」サリドマイド事件と表現されるようになりました。薬害という言葉が、日本語に生まれた瞬間でした。

しかし、残念ながら薬害サリドマイド事件後も、スモン、HIV、ヤコブなど薬禍は繰り返されました。その度ごとに薬事行政は見直されましたが、今も薬害に終止符は打たれていません。

結局のところ、戦後の貧しい時代に、庶民にとって病院にかかることすら贅沢だった時代に、目映い欧米文化のひとつとして医薬品は日本に上陸し、白い一錠の薬で多くの死の淵にいる人を助けました。化学物質からつくられる西洋薬は大量に生産することができ、暫くすると庶民にも十分に手が届くものになりました。風邪には生姜湯だった日常から抜けだし、病気になれば病院に通い薬を飲み、手術を受けることも稀ではなくなりました。

　日本人にとって、薬は今もなお羨望の眼差しの中にあるのかもしれません。薬事行政の見直しくらいでは、どうすることも出来ないのかもしれません。

　少し私見を発揮して話しをさせていただくと、薬害裁判は民事裁判です。医療者は薬害裁判で被害者の救済や真相解明のために、被告になることは殆どありませんでした。実際、証拠を集めることができなければ、原告は裁判そのものも維持できません。医療者に向ける口惜しさを感じ取っていただきたいと思います。

　薬害という言葉は、もう難しい医療用語ではなくなりました。薬害は副作用が問題ではなく、社会構造の欠陥によって被害を拡大させて社会問題化したもの、というように定義されていますが、私にはしっくりきません。私が自分の言葉で薬害を表すとしたら、被害者にとって副作用を受ける経緯に、どうしても納得がいかない経過を辿ったもの、というあたりになるのでしょうか。

　ここからは、どうか被害者に寄り添った話をさせてください。サリドマイド児の出産に立ち会った医療者は、赤ちゃんが生まれると父親だけに声を掛け、赤ちゃんの処分について尋ねたという証言があります。当時、奇形児を産むことは「先祖に悪いことをした人がいる、だから、その報いを受けているのだ」と考える人も少なくありませんでした。

　諸外国で50％の死亡率と言われるサリドマイド児ですが、日本はもっと高い死亡率だったのではないかと指摘されています。販売数などから胎児被害者数は1000人以上と推定する専門家も多く、実際のサリドマイドと認定を受けたものが309人であるなら死亡率は70％に達していたことになります。

　2008年くらいだったと記憶していますが、サリドマイド事件が起きた60年代に産院で働いていた人に、淘汰された命もあったのでしょうかと尋ねました。当時の産院には「産湯につかるまでは人間ではない」といった言い回しがあったと、少し目を伏せおっしゃいました。奇形児への差別から、病気の赤ちゃんが生まれると放置し死なせることがあったというのです。

　また、サリドマイドを産んだ親の証言に「濡れぞうきんでもかけておきますか？」と出産に立ち会った医師に尋ねられたという証言も残っていました。

　日本のサリドマイド児は海外の被害者に比べ重症者は少なく、小さな命に何らかの人の手が加えられたのではないかと疑いがあります。今となっては関係者もなく真実を確かめるすべはないのですが、闇から闇に葬られた命も少なくなかったと私は考え

ています。

　生まれたばかりのサリドマイドの赤ちゃんが、病院の前に捨てられていたこともありました。こんな子どもは孫ではないと、一度も抱き上げることのなかった祖母もいました。道を歩いているだけで、あっちに行けと石を投げられ野良犬のように追い払われることもありました。子どもが差別を受けないようにと、人目にさらされないようにと、家を訪ねる人が来るたびに、押し入れの中に閉じこめられたという人もいます。その生活は20歳になるまで続きました。

　「生きていることが苦しかった」「自由に動けない自分に苛立ち、とても辛かった」、どれも実際の被害者が発している言葉です。もちろん、溢れる愛情の中で育てられたと言う人もいます。しかし、被害者の誰の胸にも、副作用のない安全な薬を飲んだ自分が、なぜこのように辛い目に遭わなければならないのか、やりきれなさでいっぱいでした。

　薬害がどれだけ理不尽で、非人道的で、悲惨なものであるかということを知って下さい。私たちが願うことは、多くありません。医療者が日々の仕事で、自らに医療正義が何処にあるかを問うことを忘れずに、仕事に向かっていただきたいということです。

財団法人いしずえ（サリドマイド福祉センター）　http://www008.upp.so-net.ne.jp/ishizue/
　財団法人いしずえは、1974（昭和49）年全国サリドマイド訴訟統一原告団と、国（厚生省）及び大日本製薬（株）との間で調印された和解確認書により、サリドマイド被害者のための福祉センターとして設立されました。主な仕事としては、被害者が円滑に日常生活を送るためのサポートや他薬害被害者団体と連携を取り、薬害根絶のための活動を行っています。また最近では、障害を持つ人が自ら運転する車（自操型福祉車両）の普及促進と運転環境改善のためのイベントを開催しています。

[増山ゆかり]

Chapter 7 妊婦とくすり

1 はじめに

　妊娠中にはくすりを使わない方が良いと言う事は、周知の事実である。
　しかしながら、妊娠中の薬物療法をどのように考えていけば良いのかという事を本当に理解している人は医療従事者においても多くはない。そして一般市民においては、妊娠とくすりの関係について不十分な情報と様々な誤解との中で考えられている。
　そのために、妊娠中にはくすりを使わない方が良いという言葉が独り歩きして、本当はくすりを使った方が良い妊婦がくすりを使わず、逆に胎児が危険な状態となる場合もある。くすりの誤った情報による不安から、大切な命を奪うような選択（人工中絶など）を考える事例も起こってしまう。妊婦だからといって辛い頭痛や腹痛が起こってもくすりを使わず、ただ我慢しなければならないという理由はない。
　本稿では、妊娠中にくすりを使うことは、すべて危険で禁止なのではなく、くすりを使うかどうかの判断は妊娠中でも科学的にリスクとベネフィットから評価すべきであることを考えたい。

2 流産や胎児の先天異常はみんなくすりが原因？

　一般に考えられている妊娠・出産と薬の関係には、正しいとは言えないイメージがある。それは、通常の妊娠・出産には、流産や胎児の先天異常などのトラブルはほとんどない、ところがくすりを使うと沢山の問題が起きるという誤解である。
　単純にイメージだけで、ほとんどのくすりには催奇形性がある、くすりは妊娠中いつ使ってもいつも危険、添付文書で妊娠中禁忌と書いてあるくすりを使うと必ず先天異常の子どもが生まれる。このように考えている人が多い。
　しかし事実は異なっている。この問題を考えるためにまず基本として知るべきことは、通常の妊娠時におけるリスクである。通常の妊娠でも流産や先天異常は一定の確率で発生する。自然に発生する流産は妊娠の約15％と言われる。これは年齢によっても異なり、40歳以上では40％とも言われる。また、先天異常の発生頻度は2～3％または3～5％と言われる。これらの値は一般的に考えられている数値より高いのではないであろうか。例えば先天異常の発生率がくすりのせいで高くなったかどうかを考えるには、この自然発生率より高い数値が出た時に、初めてくすりを原因として疑うのであって、それ以下であればくすりが原因と考える根拠は特に無い。

先天異常をみると、実際にはこの先天異常2～3％の中で、原因不明が65～70％、環境要因（感染症や疾患、栄養状態や生活習慣、化学物質など）が5～10％、単一の遺伝子の変異によるものが15～20％、染色体異常が5～10％、そしてくすりが原因と考えられるのは、1％以下（およそ5,000人に1人以下）とされる。環境因子の中で、くすりよりも危険なのはアルコールであり、妊娠期のアルコール服用では胎児アルコール症候群が知られており十分な注意が必要である。

妊娠を考える場合のリスク	
・先天奇形の原因（2～3％中の）	
―染色体異常	5～10％
―環境要因	5～10％
―単一遺伝子異常	20～25％
―原因不明	65～70％
・薬剤が奇形の原因とされるものは	約1％
すなわち5,000人に1人程度	

　さて、それでは添付文書で妊婦に禁忌とされるくすりを使用すると、100％何かの問題が起きるのであろうか。添付文書の目的からわかるとおり、この内容は医療従事者に危険性を知らせる重要な記載である。例えば、そのくすりを使う事でリスクが特に高まる可能性がある場合は禁忌と標記する。しかしながら禁忌のくすりを誤って服用したとしても、例えば100人中3人に心配な可能性があっても97人は正常な子どもが生まれる可能性が高いと言う考え方もできる内容である。これを理解せずに、添付文書に禁忌と書いてあれば妊婦に出産をあきらめるよう示唆するというようなことがあってはならない。

　また、先天異常への影響が疑われるくすりでも、胎児の成長期のうちで各器官が形成される時期（妊娠2～4カ月）には影響があり、胎児の各器官が完成して大きくなってから（妊娠5カ月以降）は影響がないなど、服用する時期によって影響が大きく異なる。くすりによっては、先天異常には影響がないが、胎児に対して毒性を示すくすりもある。そのようなくすりでは胎児が小さい頃は影響がなく、大きくなってから影響するようなこともある。状況を詳細に確認、検討せずにくすりが妊娠の期間中いつでも危険と考えるべきではない。

　このように、くすりを使うかどうかを判断する場合には、そのくすりで起こりうるリスクとは何かを十分に調査、吟味する必要がある。

薬剤による先天異常例	
薬剤名	先天異常例
カルバマゼピン	神経管形成不全
リチウム	エプスタイン奇形
フェニトイン	胎児性ヒダントイン症候群
レチノイド	レチノイド胎児症
サリドマイド	アザラシ肢症
バルプロ酸	神経管形成不全
ワルファリン	ワルファリン胎児症

3　妊娠中でもくすりを適正に使った方が良い症例もある！

　基本的には、妊娠期には（もちろんそれ以外の時にも）普段食べたり飲んだりしない不要なものは摂取しない方が良い。

　では、やはりくすりは使用してはいけないものなのであろうか。疾患をもつ女性も

妊婦となる、また妊婦も罹患することがある。その時もくすりを使ってはいけないのであろうか。

実際には、うつ病やてんかん、高血圧や甲状腺疾患、喘息などの疾患を持つ女性が妊娠したからといって常用しているくすりの服薬を突然止める方が、母体、胎児共に危険な場合がある。専門医の指示に従って適正に服薬する方が、胎児に対してもその後の状況が良いと言う臨床的なデータも見られる。

> **妊娠と薬物療法**
> **疾患を持つ妊産婦には薬物療法が必要**
> 　―精神疾患、うつ病、てんかん
> 　―高血圧、甲状腺疾患、喘息
> **妊娠合併症**
> 　―妊娠高血圧症候群
> 　（Pregnancy-induced hypertension：PIH）
> 妊娠20週以降、分娩12週までにみられる高血圧、または高血圧とタンパク尿：病態の基本は血管の攣縮
> 子癇：同様に血管の攣縮から発症する痙攣発作
> 　―糖尿病
> 胎盤分泌されるホルモンでインスリン抵抗性が生じる

例えば妊婦がくすりによる喘息の管理を突然止めて喘息の発作が起きた場合、母体は過換気で低炭酸ガス状態、子宮動脈の収縮が発生、胎児は低酸素血症となる。発作を起こさないために吸入ステロイド薬（ブデソニドやベクロメタゾン）などで十分な喘息発作のコントロールが必要である。

妊婦が医療従事者から正しい情報を得られずに、くすりを心配し過ぎて自己判断でくすりの服用を中止して、却って母体、胎児に危険を生じさせるようなことがあってはならない。リスクのみを考えるのではなく、ベネフィットとの比較という考え方が重要である。

4　くすりを使って良いのか悪いのかなぜ不明確？

妊婦がくすりを使う事については、まだすべての医薬品について情報がそろっている訳ではない。新しいくすりでは特に情報が少ない。妊婦では一般の成人のように治験が実施できないことがその大きな理由の一つである。母体と胎児に影響がある試験を成人のように実施することは倫理的に許されないのが実情である。現実には、動物実験や、少ない服用経験などから少しずつ情報を集めて臨床に活かしている例が多い。日本で情報を集める場合は、海外の最新の論文を活用する場合が多い。国内では妊娠と薬情報センター（国立成育医療研究センター内）などの機関で臨床のデータを集めることが進められている。

近年の日本で妊婦による臨床試験が行われた例として、インフルエンザワクチンの試験がある。以前、インフルエンザワクチンは添付文書上で妊婦に使用できなかったが、妊婦がインフルエンザに罹患すると、母体にも胎児にも好ましくない症状が多く、妊婦も医療従事者も、ワクチンの使用を望んでいた。

そこで、製薬会社ではなく、医師が臨床試験を企画したところ、その問題を改善しようと多くの妊婦の参加者が集まって試験を行うことができた。その試験結果によって現在は添付文書上に「妊娠中の接種に関する安全性は確立していないので、妊婦又

は妊娠している可能性のある婦人には予防接種上の有益性が危険性を上回ると判断される場合にのみ接種すること。なお、小規模ながら、接種により先天異常の発生率は自然発生率より高くならないとする報告がある」との記載がされ、現在は妊婦への投与が可能となっている。

5　授乳とくすりも同じ考え方でより良い方向に！

　日本では、多くのくすりの添付文書が以下のような記載となっている。「授乳婦に投与する場合には授乳を避けさせること。［ヒト母乳中へ移行することがある。］」

　授乳とくすりの関係についても、添付文書は危険性を知らしめるものであり、その記載は重要であるが、その全てが使用不可能であることを科学的に記述したものではない。

　授乳とくすりの関係を考えるには、まず初めに授乳が乳児と母親にとって必要なものなのかどうか、そのベネフィットを考える必要がある。授乳とくすりを考える時、忘れがちなのが授乳の大切さである。授乳の必要が無く、すべて粉ミルクによる栄養摂取で良いのであれば、服薬時に授乳をやめれば何の問題もない。しかしながら授乳には大きなベネフィットがある。母乳育児では、新生児に対して感染症予防（IgA・ラクトフェリン・リンパ球 etc.）、乳児突然死症候群（SIDS）の発生率低下、小児糖尿病、小児がん発生率の低下、認知能力の増加、母親に対して分娩後の出血を止める、乳がん、卵巣がんの減少、母子の絆が深まるなどの利点が挙げられている。

```
母乳育児で罹患率の低下する疾患
 ・急性中耳炎
 ・気管支喘息（幼児）
 ・重症下気道感染
 ・アトピー性皮膚炎
 ・胃腸炎
 ・小児白血病
 ・肥満
 ・1型・2型糖尿病
 ・乳児突然死症候群（SIDS）
こんなにメリットがあるから母乳育児を推進したい
```

　「母乳育児に関する妊娠中の考え」の妊婦への調査でも、ぜひ母乳で育てたい、母乳が出れば母乳で育てたい、の回答で95％以上を占めていた。この調査をみても、授乳婦が服薬する時に臨床の現場ではただ単純に「授乳婦に投与する場合には授乳を避けさせること。［ヒト母乳中へ移行することがある。］」のみで済ませてはいけないことがわかる。

　臨床の現場では、添付文書による［ヒト母乳中へ移行することがある。］との重要な警鐘に対して、母乳にどの程度移行してどの程度乳児に影響があるのかを科学的根拠に基づいてくすりの使用を判断する必要がある。ベネフィットに対して、リスクがどの程度かを適正に判断することが大切である。

6　頭への説明（科学理論）と心への説明（コンサルテーション）は別物！

　妊娠中のくすりの使用についての説明で、二方向からの見え方の違いについても述

べておきたい。くすりの服薬後に妊娠が明らかになった妊婦に対して先天異常などの可能性を説明する時、10人中1人は異常があると話せば、大きな不安を招くことになる。10人中9人は正常であることを伝えれば、不安が解消される。相手の状況を確認せずに安易に情報を伝えてはならない。保険薬局で、いつも来ている女性の患者がその時妊娠したことを知らずに、くすりが添付文書上で妊婦に禁忌であることを何の説明もなく伝えれば、相手に大変な負担を強いることになる。どのように解釈すればよいのかを説明せずに伝えたことで、子どもの命を奪う選択（人工中絶など）を選ばせてしまった症例などもある。

　授乳についても同様で、相手の状況を確認せずに安易に情報を伝えてはならない。母乳が出ない母親に母乳の利点ばかり話すようなことがあっては相手に心の負担を強いることになる。日本の粉ミルクの組成は素晴らしく、栄養の観点からは申し分ないものであり、粉ミルクでの育児に不安をもたせてはならない。

　妊娠中のくすりの使用については、科学的な評価だけでなく、精神的な問題も発生する。科学的にはくすりを使うことが適正とわかっていても、子どもが生まれるまで、ずっと自分がくすりの服用を選択したことが正しいのか悩み続ける妊婦もいる。この問題については単純な科学的説明ではなく、妊婦の心を理解した上での医療従事者による適切なコンサルテーションが必要となる。

7　多くの情報からその人に最適なリスクとベネフィットの判断を！

　妊娠期には（もちろんそれ以外の時にも）普段食べたり飲んだりしない不要なものは摂取しない方が良い。これは当然のことである。妊娠中、健康増進のためサプリメントを多く取ることも、正常な栄養状態の妊婦では特に必要がない。

　しかし、妊婦が罹患した場合には疾患によって母体にも胎児にも好ましくない状態となる。その場合には、くすりを使うことをただ否定するのではなく、疾患を放置するリスクと治療するベネフィット、くすりを使うリスクとくすりで治癒するベネフィットを考え、科学的根拠に基づき適正に評価する必要がある。

　医療従事者は、その適正な評価を、妊婦の心の状況を含め正しく認識したうえで説明する必要がある。妊婦に伝える場合にとても難しいのは、妊婦は母体と胎児の両方に対する責任があり、1人の自分の時とは違って、多くの悩みを抱える状態にある点である。その妊婦に適切な科学的評価を伝え、それを妊婦本人、その家族に判断してもらい、その結果を受け入れてもらえた時、妊婦の心に負担が残らない、科学的にも適正な説明となる。

　妊婦がその判断を適正と信じられるだけの十分な科学的根拠を集め、それを正しく理解してもらえるように寄り添える医療従事者は、多くの命を救う存在となるであろう。

[石川洋一]

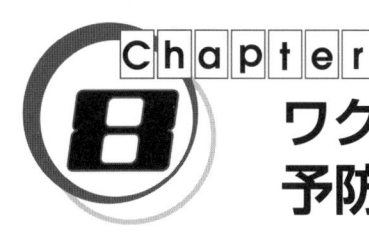

Chapter 8 ワクチンと社会 予防接種は誰を守るために？

1 はじめに：予防接種について

　予防接種は、「治療」ではなく「予防」という考え方に立つ技術です。通常の医療は病気に罹った人を治すのですが、予防接種は人が病気になることを未然に防ぐと言う理想的な医療です。世界的に見ても、人々はこの予防接種によって様々な病原体で発症する感染症から守られるようになりました。例えば人々を苦しめた天然痘は1980年には世界保健機関（WHO）が根絶を宣言するまでとなりました。

　日本でも過去には多くの人々を苦しめた感染症が、昭和23年に施行された予防接種法によって減少を続け、今では結核や日本脳炎、急性灰白髄炎（ポリオ）などの感染症の恐ろしさも、また予防接種の大切さも知らない人々もいるほど安全な時代となりました。

　例えば国内では1940年頃から急性灰白髄炎（ポリオ）が流行し出し、1960年には大流行となり、5000人以上の患者が出ましたが、1961年に生ワクチンの緊急接種が一斉に行われ、流行を一気に収束させることができました。その後も生ワクチンの定期接種が行われたことで、1980年にポリオは日本国内での根絶宣言を行う事ができました。

　このように大切な予防接種ですが、近年は重症感染症の流行が見られなくなったため、人々が予防接種に関心を持たない時代になってきました。そして予防接種の推進よりその副作用の方が大きく問題として取り上げられるようになり、一般の方の中にも副作用を心配して、接種を希望しない人も見られるようになりました。インフルエンザの予防接種なども自分以外の人が受けていれば大丈夫と言う人もいます。

　本稿では、皆で予防接種を受けると言うことについてもう一度考えていただきたいと思います。医療を受けるかどうかは、もちろん個人に選択の自由があります。しかし、その目的が個人の問題だけでなく社会全体を巻き込む重症感染の大流行を予防するということもある予防接種について、社会の一員としてどう考えて行けば良いのでしょうか。

2 最近の風疹の大流行から学ぶこと

（1）2013年の風疹の大流行

　2013年、風疹は12月の時点で累計1万5000人に近づく大流行となりました。そ

して2013年だけで先天性風疹症候群と診断された赤ちゃんは、12月には30人に上りました。2013年の春から夏に流行のピークがあったので、先天性風疹症候群の赤ちゃんは次の年にも続いて増える可能性があります。

「先天性風疹症候群」とは、風疹ウイルスが胎児に感染して出生時に障害を起こすもので、風疹に免疫のない女性が妊娠20週頃までの初期に風疹に罹患することで発症します。母親が顕性感染した場合、妊娠1カ月の場合では50％、2カ月では35％、3か月では18％の発症頻度と言われます。その症状は、先天性心疾患、白内障、難聴が3大症状とされ、他に網膜症、肝脾腫、血小板減少、糖尿病、発育遅滞、精神発達遅滞、小眼球など症状は多岐にわたります。

「先天性風疹症候群」には治療法がありません。心疾患になっても、白内障になっても、手術可能になったところで手術を受けることになります。難聴については、早い時期から人工内耳の訓練を受けることになります。いずれにせよ、赤ちゃんは大変な苦労を背負う事になります。

(2) 風疹はワクチンがあるのになぜ流行？

風疹の予防には、風疹の弱毒生ワクチンがあり、ほとんどの先進国では3種混合の麻疹・おたふくかぜ・風疹混合ワクチン（MMRワクチン）として接種をしています。日本でも、1989年からMMRワクチンが接種されましたが、おたふくかぜワクチン株による無菌性髄膜炎が発生して大問題となり1993年に予防接種は中止となりました。その後MMRワクチンは使用されないままになっています。単独の予防接種としては1977年から1995年までは中学生の女子のみが風疹ワクチンを定期接種していました。その後何度かの変遷を経て2006年からおたふくかぜワクチンを除いた麻疹・風疹混合ワクチン（MRワクチン）が定期接種に導入され、現在に至っています。

先進国では、予防接種を大切にしています。米国では、2005年に4種混合の麻疹・おたふくかぜ・風疹・水痘－帯状疱疹混合ワクチン（MMRVワクチン）も認可されています。

日本では過去このように、国民全体を対象としない中途な予防接種が続けられ、今日に至った訳です。

このため、2013年現在、国内には風疹ワクチンを接種していない多くの人々がおり、今回のような大流行（図8-1）を招いているのです。

このような予防接種状況から想像されるとおり、2013年の風疹の報告は、男性がおよそ1万1000人（全体の80％）、女性が3300人（全体の20％）と定期予防接種の有無によって大きな差があります。男性で年齢別に見ると、20歳から39歳が全体の60％を占め、0歳から19歳は、予防接種のおかげで10％以下という状況でした。これは、男子が現在の年齢で18歳から34歳まで（1979年から1995年まで）の間、定期接種が受けられなかったことと合致します。女性は、中学生が予防接種をしている30歳から49歳が全体の25％、そして悲しいことに予防接種混乱期の20歳から29歳

は40％を占める状況となりました。最も妊娠の可能性が高い世代が、最も危険な世代となったわけです。

（3）厚生労働省の2013年緊急対策

厚生労働省では、「先天性風疹症候群」を防止するため、2013年に風疹予防のキャンペーンを行いました。お母さん編、職場編、結婚編などのポスターも作られ（図8-2）、例えば職場編では、次のような記載があります。

成人男性：風疹に罹ったことがない、ワクチンを受けていない、分からない、以上に該当する方は、風疹の予防接種をご検討ください。

事業者の皆さまへ：
・従業員が予防接種のために医療機関などの受診を希望した場合には、ご配慮ください。
・入社時などに、予防接種の記録の確認を本人に呼びかけるようにしてください。
・職場での感染予防のため、風疹に罹った人の休暇についてご配慮ください。
・従業員に対し、風しん抗体検査の機会を設けるようご配慮ください。

（4）なぜ他人のために自分が予防接種を打つのか

風疹ワクチンにも副作用があります。重大な副作用ではショック、アナフィラキシー、血小板減少性紫斑病、特に成人では接種後、1～2週間前後に頸部その他のリンパ節の腫脹、関節痛などの症状を認めることがあります。

接種には費用もかかります。予防接種には保険が適用されませんから、単独で4,000から8,000円、麻疹・風疹混合ワクチンなら8,000から12,000円程度かかります。

なぜ他人の子どものために自分がこれだけのリスクを背負って接種しなければならないのでしょうか。自分はきっと風疹になどには罹らないでしょうし、忙しいのに。

ここからは個人毎の判断となりますが、みなさんが成人男子であったとしたら予防接種についてどう判断するでしょうか。そして、なぜその選択をするのでしょうか。

3 予防接種法について

感染症予防の根幹をなすのは、地域の衛生環境の整備と個人の栄養状態の改善です。これが無ければ感染症の予防はありえません。しかしその次に効果を発揮するのは、やはり予防接種と考えられます。

日本では、重症感染症の大流行から国民を守るため、昭和23年に予防接種法（昭和二十三年六月三十日法律第六十八号）が施行されました（75頁参照）。この法律の目的は第一条で次の様に述べられています。「この法律は、伝染のおそれがある疾病の発生及びまん延を予防するために公衆衛生の見地から予防接種の実施その他必要な措置を講ずることにより、国民の健康の保持に寄与するとともに、予防接種による健康被害の迅速な救済を図ることを目的とする。」すなわち①国民の健康のために予防接

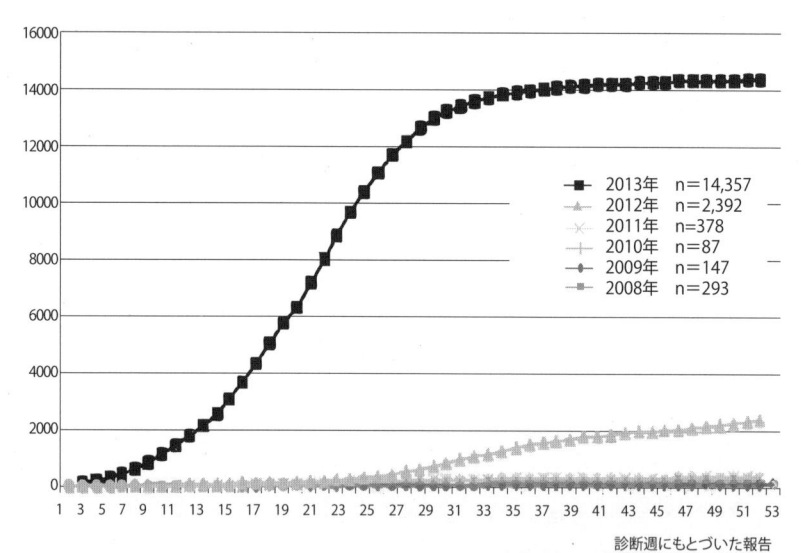

図8-1　風疹の累積報告数の推移2009年から2013年
（国立感染症研究所　感染症発生動向調査（IDWR）より作成）

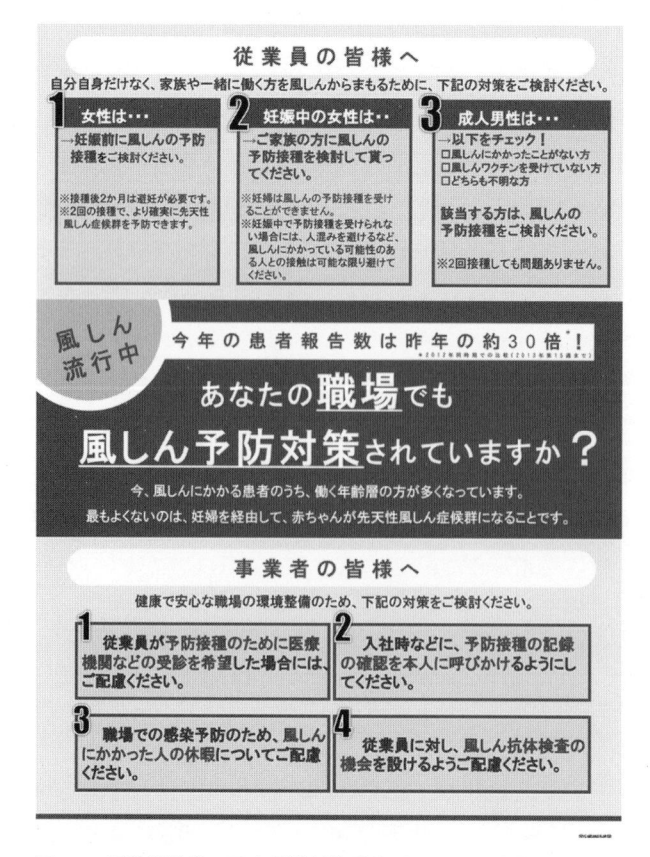

図8-2　厚生労働省　風疹予防対策啓発ポスター　職場編

> 予防接種法（昭和二十三年六月三十日法律第六十八号）
>
> 第一章　総則（第一条・第二条）
>
> （目的）第一条　この法律は、伝染のおそれがある疾病の発生及びまん延を予防するために公衆衛生の見地から予防接種の実施その他必要な措置を講ずることにより、国民の健康の保持に寄与するとともに、予防接種による健康被害の迅速な救済を図ることを目的とする。
>
> 第二章　予防接種基本計画等（第三条・第四条）
> 第三章　定期の予防接種等の実施（第五条—第十一条）
> 第四章　定期の予防接種等の適正な実施のための措置（第十二条—第十四条）
> 第五章　定期の予防接種等による健康被害の救済措置（第十五条—第二十二条）
> 第六章　雑則（第二十三条—第二十九条）
> 附則

種を実施すること、②予防接種によって万が一健康被害が生じたときはその救済も補償する、という内容です。国民の安全を守るために国民全員が協力し、それによって被害が出ても国民全体で補償するという考え方です。

　この予防接種法では予防接種の実施を推進するために、厚生労働大臣は予防接種に関する基本的な計画を立てること、地方自治体はその指示に基づき定期予防接種を実施すること、そして国民はその定められた予防接種を受けるように努める、また対象者が16歳未満の者または成年被後見人であるときは、その保護者がその者に予防接種を受けさせるよう努めなければならないと定めました。

　また、国民への義務化と同時に定期の予防接種等の安全性に関する情報収集と必要な措置について調査審議を行うこと、定期の予防接種等を受けた者が、疾病にかかり、障害の状態となり、または死亡した場合はその補償を行うことが述べられています。

　実際の予防接種は定期接種としてジフテリア、百日せき、急性灰白髄炎（ポリオ）、麻しん・風しん、日本脳炎、破傷風、結核、Hib感染症、小児の肺炎球菌感染症、ヒトパピローマウイルス感染症（子宮頸がん）、またインフルエンザ（65歳以上の方及び60歳以上65歳未満の方で心臓やじん臓、呼吸器に重い病気のある人）の接種を行っています。2014年からは水痘の小児用ワクチンと高齢者の肺炎球菌ワクチンも加わっています（表8-1）。

4　麻疹の例から見る大流行の予防の問題

　麻疹は近年になっても大流行を起こしている感染症のひとつです。その原因のひとつは、風疹の項で述べたMMRワクチンの1993年の接種中止によるところが大きいと言えます。麻疹の予防接種は1966年から任意接種が開始されました。その後1978年に定期接種となり1989年からMMRワクチンが導入されましたが1993年に中止、2006年から麻疹・風疹混合ワクチン（MRワクチン）が接種されるようになりました。

表 8-1 「日本小児科学会が推奨する予防接種スケジュール（2014 年 1 月 12 日版）標準的接種期間、日本小児科学会の考え方、注意事項」を参考に作成

▨ 定期接種　　■ 任意接種

ワクチン	種類	標準的接種年齢と接種期間	日本小児科学会の考え方	注意事項
インフルエンザ菌 B 型（ヒブ）	不活化	①-②-③の間はそれぞれ 3-8 週あける　③-④の間は 7-13 か月あける	（注 1）　④は 12 か月から接種することで適切な免疫が早期に得られる。③-④は 7 か月以上あけ、1 歳をこえたら接種	7 か月 -11 か月で初回接種：①、②の後は 7 か月以上あけて③ 1 歳 -4 歳で初回接種：①のみ
肺炎球菌（PCV13）	不活化	①-②-③の間はそれぞれ 27 日以上あける　③-④の間は 60 日以上あけて、1 歳から 1 歳 3 か月で接種	（注 2）　定期接種で定められた回数の PCV7 接種を終了した 6 歳未満の児は、最後の接種から 8 週間以上あけて PCV13 の追加接種を 1 回行う（ただし任意接種）	7 か月 -11 か月で初回接種：①、②の接種後 60 日以上あけて 1 歳以降に追加③ 1 歳 -23 か月で初回接種：①、②を 60 日以上あける 2 歳 -4 歳で初回接種：①のみ （注 2）　PCV7 の接種が完了していないものは残りの接種を PCV13 で実施する
B 型肝炎（HBV）	不活化	①-②の間は 4 週 ①-③の間は 20-24 週	（注 3）　旧 B 型肝炎母子感染防止事業による接種スケジュール（生後 2、3、5 か月）に準ずる。接種時期に関しては、今後の検討が必要 （注 4）　乳児期に接種していない児の水平感染予防のための接種	（注 3）　B 型肝炎母子感染予防のための接種スケジュールは生直後、1、6 か月（現在、添付文書改定中）
ロタウイルス	生	生後 6 週間から接種可能。①は 8 週 -15 週未満を推奨する 1 価ワクチン（ロタリックス®） ①-②は、4 週間以上の間隔をあけて計 2 回 5 価ワクチン（ロタテック®） ①-②-③は、4 週間以上の間隔をあけて計 3 回		（注 5）　計 2 回、②は、生後 24 週未満までに完了すること （注 6）　計 3 回、③は、生後 32 週未満までに完了すること
四種混合（DPT-IPV）	不活化	①-②-③の間はそれぞれ 20-56 日までの間隔 （注 7）　③-④の間は 6 か月以上あけ、標準的には③終了後 12-18 か月の間に接種		DTP、IPV、OPV を 1 回も受けていない者を対象として 4 回接種
三種混合（DPT）	不活化			（注 8）　三種混合（DPT）とポリオ（IPV）を別々に接種する場合
ポリオ（IPV）	不活化	①-②-③の間はそれぞれ 20 日以上の間隔 （注 7）　③-④の間は 6 か月以上あけ、標準的には③終了後 12-18 か月の間に接種	可能な場合は三種混合ワクチンとの同時接種を行う	（注 8）　三種混合（DPT）とポリオ（IPV）を別々に接種する場合 2012 年 8 月 31 日以前にポリオ生ワクチン、またはポリオ不活化ワクチンを接種し、接種が完了していない児への接種スケジュールは http://www.mhlw.go.jp/bunya/kenkou/polio/dl/leaflet_120601.pdf を参照
BCG	生	12 か月未満に接種、標準的には 5-8 か月未満に接種	結核の発生頻度の高い地域では、早期の接種が必要	
麻しん、風しん（MR）	生	①：1 歳以上 2 歳未満 ②：5 歳以上 7 歳未満、（注 9）　小学校入学前の 1 年間		
水痘	生	①：1 歳以上	（注 10）　予防効果を確実にするために、2 回接種が必要 ①は 1 歳を過ぎたら早期に接種、②は 3 か月以上あけて、2 歳未満に接種することが望ましい	
おたふくかぜ	生	①：1 歳以上	（注 10）　予防効果を確実にするために、2 回接種が必要 ①は 1 歳を過ぎたら早期に接種、②は MR の第 2 期と同時期（5 歳以上 7 歳未満で小学校入学前の 1 年間）での接種を推奨	
日本脳炎（注 11）	不活化	①、②：3 歳、①-②の間は 6-28 日までの間隔 ③：4 歳 ④：9 歳（小学校 3-4 年生相当）		通常の定期接種では、生後 6 か月から生後 90 か月（7.5 歳）未満（第 1 期）、9 歳以上 13 歳未満（第 2 期）が対象 2005 年 5 月からの積極的勧奨の差し控えを受けて、特定対象者（平成 7 年 4 月 2 日から平成 19 年 4 月 1 日生まれの者）は 20 歳未満まで定期接種の対象 具体的な接種については厚生労働省のホームページ（日本脳炎）http://www.mhlw.go.jp/bunya/kenkou/kekkaku-kansenshou20/annai.html を参照
インフルエンザ	不活化	①-②の間は 4 週（2-4 週）		13 歳未満：2 回、13 歳以上：1 回または 2 回 1 回接種量：6 か月 -3 歳未満 0.25mL；3 歳以上 0.5mL
二種混合（DT）	不活化	①11 歳から 12 歳に達するまで	百日咳患者の増加から、DPT への移行が必要	予防接種法では、11 歳以上 13 歳未満
ヒトパピローマウイルス（HPV）	不活化	12 歳 -16 歳（注 13）　小学校 6 年生から高校 1 年生相当 2 価ワクチン（サーバリックス®） ①-②の間は 1 か月、①-③の間は 6 か月あける 4 価ワクチン（ガーダシル®） ①-②の間は 2 か月、①-③の間は 6 か月あける		接種方法は、筋肉内注射（上腕三角筋部） （注 12）　2 価ワクチンは 10 歳以上、4 価ワクチンは、9 歳以上から接種可能 （注 13）　定期接種としての接種間隔が 2 つのワクチンで異なることに注意 2 価ワクチン　①-②の間は、1-2.5 か月　①-③の間は、5-12 か月 4 価ワクチン　①-②の間は、1 ヶ月以上、①-③の間は、6 か月

詳細は『日本小児科学会が推奨する予防接種スケジュール』http://www.jpeds.or.jp/modules/activity/index.php?content_id=138 をご参照下さい。

その間の接種の混乱、その後の多くの人々の未接種によって未だに流行の発生を見ています。2001年には推定患者数が30万人に近づき死亡者が80人と推測される大流行が起こりました。

近年、定期接種化された後もポリオのように国内で根絶ができない理由のひとつは麻疹のワクチンが2回の接種が必要で、しばらくの間その2回目が幼児期ではなく、年長者に接種が求められていたことにもあります。2006年度の第二期の接種率は約80％と不十分でした。これは接種が必要な人の5人に1人は接種していなかったことを表します。厚生労働省結核感染症課調査では、2007年9月30日現在の第二期麻疹含有ワクチンの接種率は、全国で48.35％でした。

社会全体を巻き込む感染の大流行を予防するためには、国民全員の協力が必要です。わずかな人々の未接種により、国民全体の感染症予防は不十分な状態になります。

5 先進国での予防接種の考え方

2007年にカナダを修学旅行で訪れた日本の高校生のひとりがカナダ滞在中に麻疹を発症しました。現地では当局から修学旅行者全員がホテルで待機を命じられるほどの騒ぎとなりました。カナダでは麻疹の発症率は大変低く抑えられていたので、日本は麻疹の輸出国として国際的な問題となりました。先進国の中で、予防接種が発達していない国があることは、海外でひとつのニュースとなりました。日本はまぎれもない先進国ではありますが、予防接種については世界的に見ると現在も最低レベルの国なのです。

例えば日本では接種が任意のインフルエンザ、おたふくかぜ、子宮頸がん予防のHPVなども米国では定期接種とされています。WHOでも、おたふくかぜなど先進国では無料化することが望ましいと勧告しています。

海外の先進国では、たとえ予防接種で副作用が出ても直ちに対策を講じて国民全体の安全を図ります。予防接種で重い副作用を発症する可能性は有りますが、世界の国々では予防接種を受ける方が、予防接種を受けないで重症感染症の流行を招くよりもはるかに良い選択であると考えているのです。

ところが日本では予防注射で副作用が出ると、世論は製薬会社に対して予防接種の中止を求めます。予防接種の中止は、後に多くの国民が重症の感染症で被害を受ける可能性を生み出します。そうではなく我々は、新しくより良いワクチンの開発を製薬会社に求め、応援するのが正しい判断では無いでしょうか。

日本ではMMRワクチンはずっと新開発をされないままです。おたふくかぜのワクチンは未だに任意接種となっています。国民がただ副作用を非難しているだけでは、新しいワクチンの開発をする製薬会社は無くなってしまいます。

6　おわりに：ワクチン・予防接種は誰を守るために？

　医薬品使用の選択時には、常にリスクとベネフィットを考える必要があります。どんな予防接種でも、副作用が全くないものはありません。それでも多くの人々が重症感染症でつらい思いをしないように、国民全員で予防接種をするという考え方があります。そのために日本では予防接種法を作り、国民全員がベネフィットを得る代わりに国民全員でリスクを背負うという判断をしました。多くの先進国の人々は、国全体でそのことを良く理解しています。

　予防接種を受けることで、たとえ僅かではあっても自分がリスクを負うのは、誰もが希望しないことです。しかし、僅かでも副作用が見られたら、すぐにその予防接種を中止しようとするのではなく、皆でより良いワクチンの製造のために治験に協力するなど、予防接種の継続を求めるような国であって欲しいと思います。自分が積極的にインフルエンザの予防接種をすることで、高齢者や小児を重い疾患から守ろうと国民全体が考えるような社会であって欲しいと願います。

　予防接種をすれば防げる病気で命が失われる国にはしたくないと願っています。

〔石川洋一〕

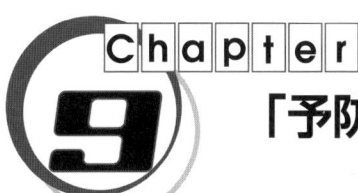

Chapter 9 「予防＋治療型」診療による改革

1 日本の医療の現状と課題

　日本の医療は健康保険制度を中心に運営されている。その基本原則は、「国民皆保険」として全国民に強制加入させ、疾病全般を網羅した保険診療で国民医療を保障するという制度である。国民皆保険制度は 1961 年にスタートし、50 年以上が経過したが、近年この制度は解決困難ないくつもの問題点を抱えている。関係者の見方は、この制度を今後持続することは難しいとの認識で一致している。

　医療サービスを受ける国民は、健康保険料、受診時の一部負担金、そして税金から多額の医療費負担をしていることを実感している。今後保険料の値上げ、消費税の税率引き上げ、一部負担金割合の引き上げにより更に負担増になることに不安を感じている。

　医療を提供する医療機関や医師等の医療従事者は、保険診療の報酬が低水準であること、物価上昇が反映されないこと、査定等で請求内容を否認されるといった診療制限に不満を抱いている。

　厚生労働省は、これらの不安や不満を知った上で、財務省からの財政削減圧力に抵抗しながら制度維持に努めているという立場で苦闘している。

　世界各国を見渡すと、医療制度で問題のない国は一つもない。またその問題を解決できた国も皆無である。日本の健康保険制度で起きている問題は、日本特有の現象と見ることもできるが、日本は例外的な事例ではないのである。

　先進国においては、医療制度の問題は重大な政治的課題の一つといえるだろう。本質的には国家財政問題の他に、人口構成の変化（高齢化）、医療技術の高度化、生活水準の向上の要因が関係しており、それらの因子の変化に対応した新たな医療制度が求められる段階に来ていると考えられる。問題解決には、従来からの制度を改良するのではなく、根本的に構築し直すような非連続的な変化が必要かもしれない。

　日本の健康保険制度は、医科も歯科も共通の制度として行われているが、両者では疾病の実態は異なる。歯科疾患の大半は、口腔内常在菌が原因となるう蝕（むし歯）、歯周病である。これは一種の生活習慣病であり、有病率も高いという特徴がある。外傷のような偶発的疾病、悪性腫瘍のような生存率に影響する疾患の比重は低い。むしろ、診療目的は QOL の向上であることが多い。

　歯科疾患に限定すると、筆者の考える解決策の一つは「予防＋治療型」歯科診療モ

デルである。筆者の診療所では、17年間にわたってその構築、実践に力を入れてきた。その結果、このモデルは健康保険制度を含めた医療問題を解決する手段となると感じている。本稿では、その概要を解説する。

2　国民の医療への意識と希望

現在の日本の医療保険制度では、疾病に対して現物給付を行っている。病気になったとき、保険証を持って保険医療機関を受診すると、国が定めた診療料金で診療を受けることができ、その料金の全額ではなく0～30%だけを支払えば良い、残りは保険制度が支払ってくれる、という仕組みだ。疾病の大半をカバーしている点で優れた制度ということができるが、使い勝手の悪い面もある。

その一つは、対象が疾病治療に限定されている点である。発病前や、疾病の治療後は原則として対象外である。健康な人が健康状態を維持するため、あるいは健康を回復した後に再発防止の処置を受けたいとしても、それは健康保険の対象外であると言われることになる。

国民皆保険制度がスタートした50年前と比べて生活水準、寿命ともに大きく変化している。一人ひとりの国民にとって、病気の治療も大切だが、健康維持への関心が高まっている可能性がある。そうだとすると、現在の医療保険制度は、ニーズとのずれが起きていることになる。

筆者の診療所では、1997年より口腔の健康状態を維持するための「メンテナンスプログラム」を実施している。現在は、約700名の患者がリスク度に応じて年4～6回の頻度で、歯科衛生士によるプロフェッショナルケアを受け、う蝕や歯周病などの口腔疾患が発生しない、進行しないようコントロールしている。これは、健康保険の対象外なので、自由診療として行っている。

この患者群をはじめとして筆者の診療所を受診する患者が、医療サービスに何を期待するのか、どのような受診姿勢であるのかを調査する目的で平成26年3月にアンケート調査を行い、331名より回答を得た。調査の概要と結果を（図9-1）に示す。

アンケート調査を分析すると次のことが分かった。

①風邪、花粉症、高血圧など日常的な病気にかかった場合、病気の治療は行うが病気でない人には基本的に治療しない「治療重視の医者」より、病気にならないための処置を積極的に行い、病気の時は治療もする「予防重視の医者」を希望する割合は、29.3%対63.1%で2倍以上に多かった。

②歯科でも、悪くなった歯の治療のみを行う「治療重視の歯科医」より、悪くならないための処置を積極的に行い、必要なときは治療も行う「予防重視の歯科医」を希望する割合は、14.8%対80.7%で約5.4倍であった。

③医科と歯科を比較すると、歯科の方が予防重視の医師を求める傾向が強いことが分かった。

9 「予防＋治療型」診療による改革　81

調査期間：平成26年3月1日〜31日　　回答：331枚（無記名式）

性別
男 35.3%
女 64.7%

年代
10代／20代／30代／40代／50代／60代／70代／80代以上

Q1. 日常的な病気では、どのような医者を選びますか？
29.3%　63.1%　6.6%　0.9%
■治療重視　■予防重視　■その他　■無回答

Q2. Q1で選んだ医者に巡り会っていますか？
46.8%　18.4%　29.0%　4.8%　0.9%
■いる　■探している　■探していない　■その他

Q3. 歯科では、どのような医者を選びますか？
14.8%　80.7%　3.6%　0.9%
■治療重視　■予防重視　■その他　■無回答

Q4. 現在の日本の医療が予防重視の医者を増やす方向に向かっていると思いますか？
27.5%　20.5%　51.4%　0.6%
■いる　■いない　■分からない　■無回答

Q5. 日常的な病気にかかったとき、薬の使い方はどれですか？（複数回答可）
- 医者の指示通り服用する　45.3%
- 薬は簡単な治療手段なのでできるだけ沢山のむ　0.6%
- 同じ結果が得られるなら飲む薬の量は最小限におさえる　39.6%
- なるべく薬を減らせるよう食事や運動など自己管理をしている　45.6%
- その他　0.9%
- 無回答　0.6%

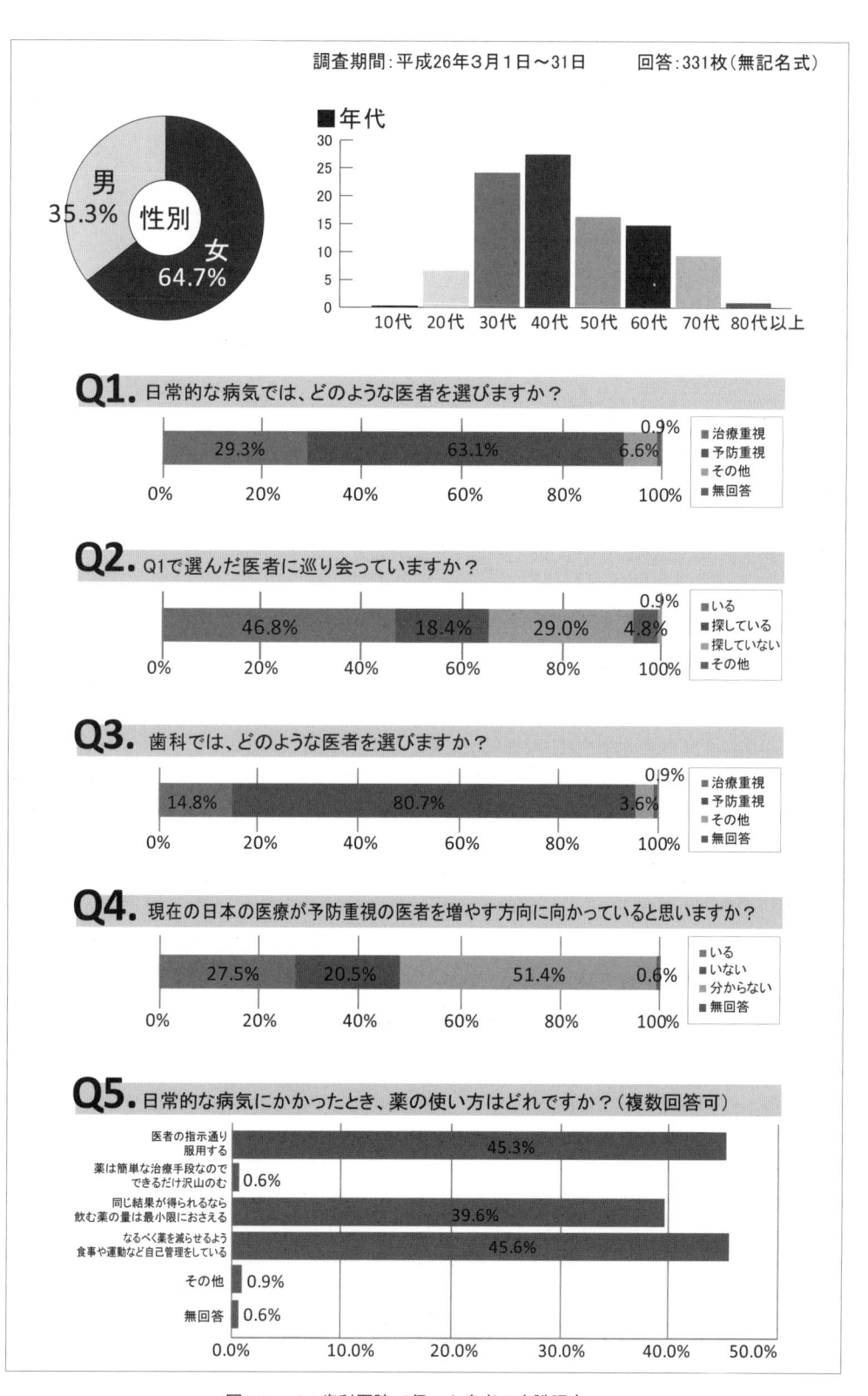

図9-1　ベル歯科医院で行った患者の意識調査

④医科では、全体の約2/3の人が自分に合った医師を求めている。そのうちの約7割は、すでに巡り会っているし、約3割は探しているところであった。

⑤日本の医療が予防重視の医者を増やす方向か否かについては意見が分かれた。「わからない」との回答が半数を占め、国民には医療の方向性が判然としないようだ。

⑥薬剤の服用方法は、「なるべく薬を減らせるよう食事や運動など自己管理している」(45.6%)、「同じ結果が得られるなら、飲む薬の量は最小限におさえる」(39.6%)など薬に依存しない健康管理と、「医師の指示通りに服用する」(45.3%)のように必要なときは医師の指示の下で服用する傾向が見られる。

⑦一方で、「薬は簡単な治療手段なので、できるだけたくさん飲む」は0.6%にとどまり、回答者の薬に対する意識の高さが見られた。

以上の結果を考察すると、筆者の診療所を受診する患者は、健康維持を重視し、そのために自分から主体的に行動する傾向が見られた。他の医療機関でも同様な調査を行って比較する必要はあるが、国民の医療への意識は疾病治療より健康維持増進（QOLの向上）に関心が移ってきているという仮説を裏付ける結果であったと考える。

3 「予防＋治療型」歯科医療

う蝕（むし歯）を例に、「予防＋治療型」歯科医療は、従来から行われている「治療中心型」とどのような点で異なるかを比較してみよう。

う蝕は口腔内常在菌による感染症の一つである。う蝕原因菌の代表格は、ミュータンス菌（Streptococcus mutans）で、他に原因菌は数種類が知られている。

「予防＋治療型」では、口腔内にミュータンス菌が定着したときにう蝕がスタートすると考える（図9-2）。一般にう蝕が認識されるのは、歯に穴（う窩）があいたり、痛みなどの症状が現れたときである（表9-1）。これは、ミュータンス菌が定着してから数年〜数十年後だ。その間に積極的な管理を行えばう窩に至らなかったかもしれない。

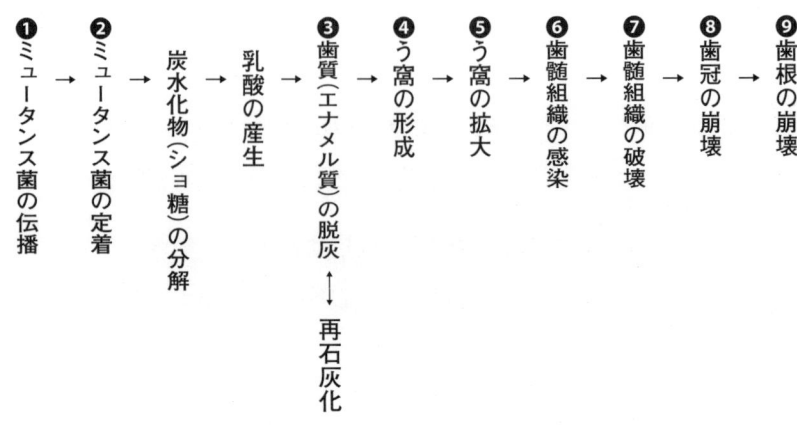

❶ミュータンス菌の伝播 → ❷ミュータンス菌の定着 → 炭水化物（ショ糖）の分解 → 乳酸の産生 → ❸歯質（エナメル質）の脱灰 ↔ 再石灰化 → ❹う窩の形成 → ❺う窩の拡大 → ❻歯髄組織の感染 → ❼歯髄組織の破壊 → ❽歯冠の崩壊 → ❾歯根の崩壊

図9-2 う蝕の進行プロセス

う窩はある日突然発生するものではなく、脱灰と再石灰化のバランスが崩れた状態が続いたときに結果的にできるものである。食物中の炭水化物（特に砂糖）は、ミュータンス菌などにより分解される。細菌は代謝産物として乳酸を産生させる。この酸は、歯の構成成分である無機質を溶解させる（脱灰）。一方で唾液中に含まれる無機質イオンが歯面に沈着して脱灰を修復させる反応も起きている（再石灰化）。

脱灰と再石灰化は酸性度（pH）によりどちらかが優位になる。一般的にはpH5.5より酸性側で脱灰が、中性側で再石灰化が盛

表9-1

	治療中心型	予防＋治療型
病態の認識時期	う窩が形成されたとき	ミュータンス菌が定着したとき
対応策	う窩の治療	ミュータンス菌の伝播阻止 ミュータンス菌の活動抑制 プラークの除去 バイオフィルムの除去 歯質の抵抗性向上 再石灰化の促進 う窩の治療
セルフケア	補助的	重要
プロフェッショナルケア	なし	重要
治療頻度	多い	少ない
再発の可能性	高い	低い
生涯コスト	高い	低い～高い

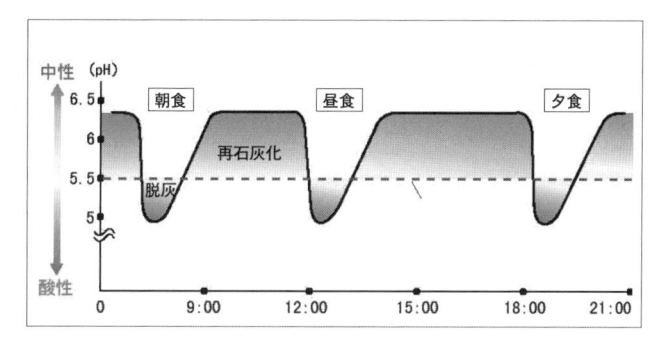

図9-3 脱灰と再石炭化

んになる。一日の中でも食物の摂取、およびその後の唾液分泌によりpHは変動し、脱灰か再石灰化かが優位になっている（図9-3）。

「予防＋治療型」ではこの理論に基づき、①ミュータンス菌を伝播させない ②ミュータンス菌の活動を抑制する ③細菌叢であるプラーク、バイオフィルムを積極的に除去する ④歯面の抵抗性を向上させる ⑤生体の再石灰化能を補助する、ことをセルフケア（患者本人のケア）、プロフェッショナルケア（歯科衛生士によるケア）を計画的行って脱灰が起きない環境を作ろうとする。各種手段は、図9-4に示す。

結果的には、う窩の発生は減少し、治療対象歯が少なくなり、新たなう窩ができる再発も減少することになる。

長期的に見ると、「予防＋治療型」ではメンテナンスコストはかかるが、治療コストが減少するために、その歯にかかる生涯コストは、「治療中心型」より低く抑えられる可能性がある。

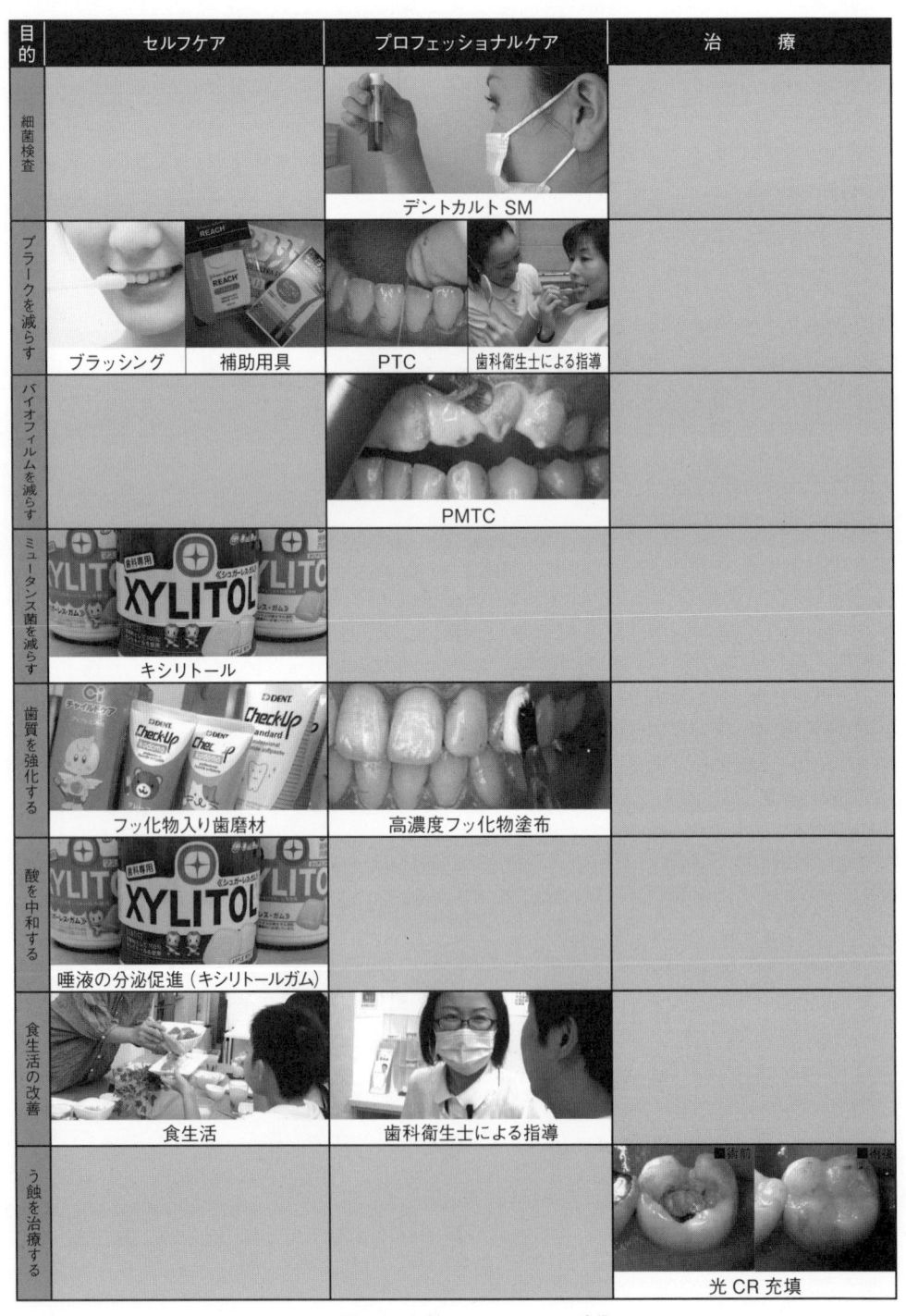

目的	セルフケア		プロフェッショナルケア		治療
細菌検査			デントカルト SM		
プラークを減らす	ブラッシング	補助用具	PTC	歯科衛生士による指導	
バイオフィルムを減らす			PMTC		
ミュータンス菌を減らす	キシリトール				
歯質を強化する	フッ化物入り歯磨材		高濃度フッ化物塗布		
酸を中和する	唾液の分泌促進（キシリトールガム）				
食生活の改善	食生活		歯科衛生士による指導		
う蝕を治療する					光 CR 充填

図9-4　う蝕コントロールの手段

歯科医療の3段階

▶現在までの歯科医療

日本の近代歯科医療が始まったのは約150年前の江戸時代末期である。1860年頃に外国人歯科医師が近代西洋歯科技術を持ち込んだ。

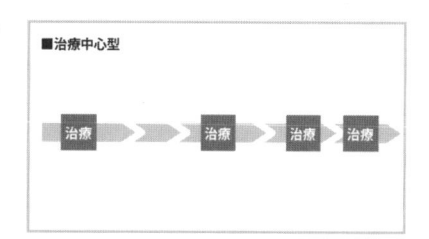

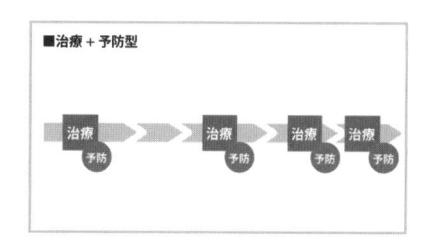

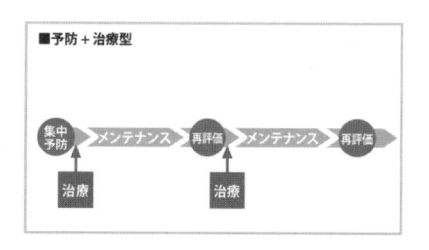

当時の課題は、歯や歯周組織の痛みを和らげることと、喪失した歯を取り外し式の義歯で噛めるようにすることだった。明治・大正時代には、歯科材料が進歩し、歯自体の治療法も発展した。このように、悪くなった部位の症状改善と機能回復を図る「治療中心型」歯科医療が進化を遂げた。

第二次世界大戦後（1945年～）は、医学の進歩により平均寿命が延びた。生活水準も向上した。それに伴い、歯科医療では、寿命の延びに合わせて歯を長持ちさせること、子どもの「むし歯の洪水」を食い止めることが課題に加わった。また、治療だけでなく口腔衛生の分野にも力が注がれた。さまざまな研究の結果、う蝕（むし歯）や歯周病の進行機序が明らかになり、予防法も確立していった。歯科医療は、「治療中心型」から第2段階の「治療＋予防型」へ入っていった時期である。

21世紀に入った現在では、歯科の学問、技術、材料、機材は高度なレベルに達している。う蝕、歯周病、欠損に対する治療法は完成域に入ったと言っても過言ではない。

▶これからの歯科医療

主要な歯科疾患は、昔も今もう蝕と歯周病である。これらは、進行性病変であり、その病変が進行すると症状、組織破壊、機能障害が徐々に重度になる。最終的には歯牙の喪失という病態を示す。このため、早期発見、早期治療の重要性、有効性が認識されている。先進国では、その認識に基づいた医療政策が行われている。さらに一部の先進国では、国民のQOL向上、医療費抑制の両面を目的に、より積極的な発症抑制や進行抑制、治療後の再発防止を行うようになっている。

この動きから、歯科医療は「予防＋治療型」という第3段階の歯科医療へ向かって動き出したといえるだろう。

4　日本の医療への提言

　医療は社会と密接に結びついている。社会が変化すれば、医療もそれに呼応するように変化をしなければならない。しかし、日本をはじめとして先進国では急激な社会変化が起きているのに医療変革は暗中模索の状況である。

　その中で、歯科疾患は予防やメンテナンスを軸に、必要なときに治療を行って健康維持をするという「予防＋治療型」歯科医療で対応できる可能性が高い。これは、う蝕や歯周病という歯科の二大疾患を病変の有無にかかわらず生涯にわたってコントロールすることを目的としている。両疾患は口腔内常在菌による感染症であるとともに、生活習慣病という側面も持っている。そのため、この診療形態は医科におけるさまざまな生活習慣病にも応用できる可能性もあるだろう。

　生活習慣病において、薬剤がQOL維持のために常用するものとなるか、逆に必要最小限の利用へ向かうかはわからない。だが、アンケート調査結果に見られるように、薬剤に対して「最小限」で「自己管理をベースに必要なときは医師に従って服用する」という意向が強いことも尊重して、国民の求める薬剤分野を構築する必要があるだろう。

　新しい診療形態に自然に取り組めるのは、これから診療の場に入る新しい医療従事者たちであろう。従来からの診療を行ってきた医療従事者は、環境変化に合わせることに苦労するかもしれない。新しい人材が新しい医療を提供することで社会に対応した医療へ変革することができることを期待している。　　　　　　　　　　［鈴木　彰］

Chapter 10 統合医療の現状と今後の展望と予測

1 統合医療とは何か

近年、わが国においても代替医療（alternative medicine）や統合医療（integrated medicine）という言葉を耳にすることが多くなってきた。代替医療とは「一般医療の代わりに用いられる医療」という意味の用語であり、「補完医療」、「相補医療」とも呼ばれる。その一方で、補完医療（complementary medicine）とは「一般医療や代替医療に置換するものではなく補完する医療」という意味の用語である。現在では代替医療と補完医療を総称して「補完代替医療」（Complementary and Alternative Medicine: CAM）と呼称することが多い。代替医療とは、現代医療がインド医療のアーユルヴェーダや漢方・中医学などの伝統医療およびホメオパシー、カイロプラクティックやナチュロパシーなどの新興医学を併用する際に、現代医療の"代替"として呼称されているものである。一方、統合医療とは、現代医学を中心とした偏った代替医療の考え方に疑義を唱え、現在地球上にある医学・医療はいずれも人間の疾病を治癒させるために存在しているという原点に立ち戻り、これらを統合して人類の疾病管理に立ち向かうべきと謳っている。つまり、現代医療の根幹に伝統医療の特性を加味してより自然な形で疾病を捉えようとする試みである。

その起源を5000年前に遡及すると言われる、インド密教から始まったアーユルヴェーダ医学は、現在でもインドのほかに東南アジアを中心に広く用いられているが、近年、欧米においても民間のみならずパブリックな研究機関においてさえその見直しが行われている。また、中国に起源を発する中医学は、鍼灸および薬草や気功などを中心に発展してきたものである。この中医学もまた、特に漢方生薬の分野において北米、ヨーロッパを中心に鋭意、再検討が行われている。一方、今日の現代医療のもとになったアラブ地域の伝統医学であるユナニ医学は、現在では、トルコおよび中近東を中心に用いられているのみである。中国においての中西医合作医療は、日本における東西医学併用医療に相当するが、この東洋医学という表現は、あくまでも近年の造語で西洋医学に対比して東洋の医学という意味合いで付けられたものである。

東洋医学と西洋医学の相違点は、全身的療法と局所治療にある。一本の木を詳細に観察する西洋医学に対して、木の集合体である森を治療対象とする東洋医学という表現が良く用いられる。病気ではなく、病人を診る事に長けた東洋医学は、宗教や哲学を中心とした心身一元論に由来しており、治療対象を人の臓器のみでなく精神面にも

重点を置いてきたところに特徴がある。

　一方、西洋医学は、17世紀の心身二元論から発達した科学的分析から出発しているため、病気は個々の臓器の失調によるものと考えられた。そのため、局所・臓器のみに対する治療と体外感染の影響を取り除くことに重点が置かれたため、人の心の問題を二次的なものと考えていた。いわゆる精神病が100年前フロイトやユングが精神分析を提唱するまでは悪魔の仕業とされていたことをわれわれは記憶に留めておくべきである。

　疾病に対する考え方そのものもインド医学では、人の体質を3つの要素（ドーシャ）に分類している。その体質バランスの変化により、健康状態の人でもドーシャの分布異変が全身に影響を及ぼし、それが局所に偏在すると病気になるという概念である。そのためドーシャを正常に戻すための方法として絶食療法や浣腸療法が広く行われ、また精神的安定のために現在でも広く分布している瞑想（ヨーガ）や香料療法（アロマ療法）が取り入れられた。この概念は東洋医学にも強く反映しており、人は病気にかかる前は「未病」の状態であり、それを維持するために食事療法、鍼灸療法や薬物療法が行われ、発病を防止する予防の観念が発達している。

　一方、西洋医学では最近まで疾病観のみが先行して、人の心の問題や病気ではないが健康体でもない半健康状態の概念はなかった。しかし近年、疾病発病の予防や生活環境の改善、食生活の改善、運動療法等による生活習慣病の予防および治療、また免疫・抵抗力の改善や患者のQOLの改善などにも目を向けるようになり、東洋医学における医食同源や気功療法、太極拳などの呼吸法の正当性も徐々に認められてきつつある。

　東洋医学の治療法については鍼灸以外にも気功、薬草による治療が行われており、統合医療の中でも重要な部分を占めている。

　気功は、太極拳などとともに宗教的な精神統一の面が重視され、東洋では現在でも盛んに行われている。日本においても"気"という言葉は多用され、その存在を信ずる人が多い。西洋医学的な観点からは受け入れにくい面もあるが、欧米では民間療法として比較的広範に受け入れられ、特に北米では全国的な流行がみられる。

　近年、研究機関においても気功による脳内モルヒネの上昇や脳波の変化などの科学的解明が行われようとしている。

　筆者自身も会員であるがバイオフィードバック（生体自己制御）などは「気功」を現代科学的に解明しようとするものであり、タッチセラピーは患者に医療者が直接触ることにより症状の軽快を早めるとされており、また宗教上の信仰を持つ患者や、回復することを真剣に願う患者のほうが治療率が高いという統計も発表されている。

　薬草（ハーブ）についても、その薬理薬効についての根拠が証明されていなかったが、近年、精力的に科学的分析が行われ始めている。米国で薬草（ハーブ）は民間薬として根強く多用され、銀杏葉、小連翹、朝鮮人参、ニンニク、ルードベキア、カバ

カバ、ブドウ種子エキスなど重用されるものの大半は精神疾患や認知症に対する記憶力増進に用いられており、さらに身体の免疫力の増進、抗酸化剤、高脂血症や糖尿病、高血圧にかかわるものが重用されている。

　米国では最近、中医学が再認識されるにつれて鍼灸を臨床に取り入れる一般医師が急増している。また経絡や経穴に対する電気的測定も試みられ、その科学的追試を行う研究機関も多く存在する。エンドルフィン（脳内モルヒネ）の上昇や内分泌ホルモンの発生も研究されており、不定愁訴のある患者、腰痛、片（偏）頭痛、肩こり、食欲不振、血圧変動、不眠等の治療のほか、アレルギー性疾患のぜんそく、アトピー性皮膚炎などの治療にもその効果は証明されている。経絡は診断即治療という観点からも指圧およびマッサージにも応用されている。

2　統合医療に組み込まれる各種療法

　いわゆる西洋医学に対比して、現在一般的に行われている代替療法について紹介する。代替療法とは現代西洋医学以外の医学・医療を指すが、各種伝統医療も含めて紹介する。世界保健機構（WHO）をはじめ欧米では、相補・代替療法（Complementary and Alternative Medicine）を合わせてCAMと略されることが多い。

(1) インド医学

アーユルヴェーダ（ayurveda）　インド大陸の伝統的医学で、その名は寿命、生気、生命を意味するサンスクリット語の「アーユス」(ayus) と知識、学を意味する「ヴェーダ」(veda) の複合語である。医学のみならず、生活の知恵、生命科学、哲学の概念も含んでおり、病気の治療と予防だけでなく、より良い生命を目指すものとされる。体質（ドーシャ）を重視し、一人ひとりの体質に合わせた浄化法や食事法、薬草、マッサージ、瞑想などを用いて健康維持や病気の治療を行う。

ヨーガ（Yoga）　古代インド発祥の修行法。アーサナ（asana, 姿勢）や、プラーナーヤーマ（呼吸法）のみを重視する健康ヨーガ的なものや、瞑想による精神統一を重視するものなど様々である。狭義には、六派哲学のヨーガ学派から始まった、解脱、すなわち個体魂の神への結合を実現するための実践体系を指す。ヨガとも表記される。アーユルヴェーダと並ぶインド伝統医学体系のひとつ。心と体を統一し、宇宙と合一するために、呼吸法、体位（アーサナ）、瞑想、生活法などのテクニックを用いる。ハタ・ヨーガ、ラージャ・ヨーガなど数々の流派がある。

(2) 中国医学

漢　方　中国伝統医学の手法のひとつで、体質や体調などに応じて数種類の生薬（植物や動物など自然界の物質を用いた薬）を配合した「漢方薬」を服用する。「湯液（とうえき）」とも呼ばれ、本来は生薬を煎じて服用するが、エキス剤のかたちでも広く用いられている。

鍼灸（Acupuncture and Moxibustion）　身体に治療用の鍼やヨモギを主成分と

した灸を用いた刺激を与えることで、多様な疾病への治療的介入や健康増進を目的とする医療技術であり、日本では「医師」の他「はり師」「きゅう師」がこれを行える。UNESCOは「伝統中国医学としての鍼灸」(Acupuncture and moxibustion of traditional Chinese medicine) を、2010年11月16日に無形文化遺産に指定した。

気　功　気の鍛錬（トレーニング）法の総称。調心（心の調整）、調息（呼吸の調整）、調身（姿勢の調整）の3つを整えることによって、心身（元気）を充実させ、治癒力を高め、健康を増進する。1957年に劉貴珍が『気功療法実践』を著し、「気功」という名が一般に定着した。

(3)　食事療法・自然療法

食餌療法（medical diet）　食事の成分・量などを調節することによって、病気の治療をはかり、あるいは病気の臓器を守り健康管理をはかること。糖尿病・腎臓病・高血圧症などで行われる。

マクロビオテック（Macrobiotic）　第二次世界大戦前後に中国の陰陽思想をもとに食文化研究家の桜沢如一氏が考案した食生活法・食事療法と主張されるものの一種である。名称は「長寿法」を意味する。食生活法は、「玄米菜食」「穀物菜食」「自然食」「食養」「正食」「マクロビ」「マクロ」「マクロビオティックス」「マクロバイオティック」「マクロバイオティックス」とも呼ばれる。また、マクロビオティックを実践している人のことを、マクロビアン、「穀菜人（こくさいじん）」と呼ぶこともある。

ゲルソン療法　マックス・ゲルソン博士が1930年代に開発した食事療法。当初は結核治療に用いられたが、現在はがんの退縮・再発予防に用いられる。大量の生野菜・果物ジュース、脂肪・動物性たんぱく質抜きの食事、およびコーヒー浣腸やひまし油浣腸などが特徴。

健康食品・サプリメント　「健康補助食品」「栄養補助食品」「機能性食品」などと呼ばれ、ビタミン・ミネラルをはじめ多くの種類がある。不足する栄養成分の補助のために用いられてきたが、積極的に病気の予防や治療手段として用いられることもある。

絶食療法　専門家の指導のもとに食事を断つことで、疲労状態にある胃腸や肝臓、すい臓などに、完全な安静と休養を与え、本来の自然治癒力・生命力を呼び起こす療法。

自然療法（ナチュロパシー）　ドイツの医師S・ハーネマンが開発した療法で、同種療法とも訳す。病気の症状と似た症状を引き起こす物質をごく微量投与して、治療するのが特徴。医薬品と違って温和な療法で、ヨーロッパで広く用いられている。

養生法　食事や運動、リラクセーション、自然環境の中での生活を重視し、温泉や鍼灸・指圧などの自然で伝統的な療法を生かして、自然治癒力を高める方法。

ハーブ医学　中国の漢方薬同様、西洋で伝統的に使用されてきた薬草医学の体系。

ティー、チンキ剤、サプリメント、軟膏などの形で用いられ、アロマテラピーも広義のハーブ医学に含まれる。

アロマテラピー（aromathérapie）　花や木など植物に由来する芳香成分（精油）を用いて、心身の健康や美容を増進する技術もしくは行為のこと。また、お香やフレグランス・キャンドルも含め、生活に自然の香りを取り入れてストレスを解消したり心身をリラックスさせることも含めて呼ぶ場合も多い。

（4）痛みやストレスを癒すボディワーク

アレクサンダー・テクニーク（Alexander Technique）　オーストラリアのF・M・アレクサンダーが、自ら原因不明の不調を改善した体験をもとに、開発したボディワーク。心身（すなわち自己）の不必要な自動的な反応に気づき、それをやめていくことを学習する方法。頭－首－背中の関係に注目することに特徴がある。一般には、背中や腰の痛みの原因を改善、事故後のリハビリテーション、呼吸法の改善、楽器演奏法、発声法や演技を妨げる癖の改善などに推奨されることが多い。

オステオパシー（Osteopathy）　1874年にアメリカミズーリ州のカークスビル在住の医師アンドリュー・テイラー・スティル（Andrew Taylor Still）によって創始された。ギリシア語のOsteon（骨）とPathos（病理、治療）の2つを語源とし、日本では整骨療法と呼ばれていたこともあるが、骨のみを調整する手技とは異なり、骨格などの運動器系、動脈・静脈やリンパなどの循環器系、脳脊髄液の循環を含む脳神経系など、解剖学的あるいは生理学的な広範囲の医学知識の元に、手を使って治療を加える。現在ではオステオパシーとそのままで呼ぶ。

カイロプラクティック（Chiropractic）　1895年にアメリカのダニエル・デビッド・パーマーによって発案された手技療法であり、日本における整体療法とは異なる療法である。ギリシャ語で「カイロ」は「手」、「プラクティック」は「技」を意味するとされている所から生まれた造語。脊椎のゆがみを矯正することで、神経系の働きを正常な状態に戻し、本来の自然治癒力を発揮させる。アメリカでは正式な資格を持つ者のみが施術できる。

クラニオセイクラル（Craniosacral therapy、頭蓋仙骨療法）　オステオパシーの療法のうちのひとつである。アメリカのオステオパシー医W・G・サザーランドが開発した療法。頭蓋骨と仙骨にソフトタッチで働きかけ、脳脊髄液の流れのバランスを回復し、治癒力を活性化させる。

指　圧　疾病の予防並びに治療を目的に、母指を中心として四指並びに手掌のみを使用し、全身に定められたツボと呼ばれる指圧点を押圧しその圧反射により生体機能に作用させ、本来人間の身体に備わっている自然治癒力の働きを促進させると謳っている日本独特の民間療法、手技療法である。

整　体　脊椎・骨盤・肩甲骨・四肢（上肢・下肢）など、からだ全体の骨格や関節の歪み・ズレの矯正、骨格筋の調整などを、手足を使った手技と補助道具で行う技

術体系およびその行為。一般的なマニュピュレーションをはじめ野口晴哉が開発した「野口整体」、中国気功に基づいた気のバランスを整える「気功整体」、西洋の「カイロプラクティック」などが含まれる。

操体 仙台の医師、橋本敬三（1897-1993）が 高橋迪雄の正體術など民間の健康法・療術をみずから実践し、肉体の変化が進む過程で何が起きているかをつかんだ結果うまれた健康法あるいは養生法。一般的には身体の一部を動かした（動診）時に快適な感覚が感じられるかどうかを味わい、快適な方向に動かすという方法を採る。

太極拳 中国武術のひとつ。東洋哲学の重要概念である太極思想を取り入れた拳法で、形意拳、八卦掌と並んで内家拳の代表的な武術として知られる。健康・長寿に良いとされているため、格闘技や護身術としてではなく健康法として習っている者も多く、中国などでは市民が朝の公園などに集まって練習を行っている。

リフレクソロジー（Reflexology） 反射療法とも呼ばれ、主に足の裏（手のひら等を含む場合もある）の特定部位を押せば体の特定部位に変化が起こる現象を活用し、疲労の改善などをはかる療法である。東西を問わず古来より用いられた健康法。足裏、手のひら、耳などにある全身の「反射ポイント」を刺激し、健康増進や治療に役立てる方法。日本では「足裏マッサージ」として流布している。

（5）心理療法・心身相関的アプローチ

心理療法 心の悩みや問題の解決に用いられるほか、心と体のつながりに注目して、症状の改善や病気予防にも利用される。

リラクセーション 体と心の緊張をときほぐし、症状を和らげたり、治癒力を回復させる。リラックスをうながすために、イメージ療法、呼吸法、自立訓練法など多くの方法が利用される。

バイオフィードバック療法（Biofeedback） 本来感知することのできない生理学的な指標を科学的にとらえ、対象者に知覚できるようにフィードバックして体内状態を制御する技術、技法。血圧や脳波など自分では調節できない生理状態を電気信号に変換。フィードバックをコンピュータ画面上などで本人が確認できるようにし、意識的にそれらをコントロールすることで、自律神経系の症状改善に役立てる療法。

音楽療法（music therapy） 音楽を聞いたり演奏したりする際の生理的・心理的・社会的な効果を応用して、心身の健康の回復、向上をはかる事を目的とする。歌唱や演奏を行う能動的音楽療法と音楽を聴くなどの受動的音楽療法の２つに分かれる。音楽を聴く、歌う、演奏することで健康の回復をはかり、創造的に生きる喜びを分かち合うもので、病院における集団療法などでも用いられる。音そのもののもつ波動エネルギー的な働きを利用する「音療法」もある。

催眠療法（Hypnotherapy） 催眠を用いる精神療法の一種である。セラピストの誘導によって深い意識状態におもむくことで、気づきを得たり、生理状態に変化をもたらす。

笑い療法　米ジャーナリストのN・カズンズが、膠原病の治療に成功した体験をもとに考案した方法。免疫力が高まるなど、笑うことによる効果を利用する。

（6）エネルギー（気）療法

エネルギー療法　人間の五感で通常感じられない生命エネルギー（気など）を、病気の治癒や改善に役立てる療法の総称。気功や鍼灸、ホメオパシー、セラピューティック・タッチなど多くの療法が含まれる。

色彩療法　色彩のもつ波長によって、人間の微細なエネルギーレベルに働きかけ、心身のバランスを回復させる療法。色彩光線をあてる方法、マッサージと組み合わせる方法などがある。

3　統合医療を実践する上での今後の予見と展望

　以上、現代医学・伝統医学双方の持つ特長および問題点について主なもののみ列記したが、心身二元論に基づく従来の「医学」の枠組みを越え、統合医療（中医・鍼灸・漢方・アーユルヴェーダなど）の持つ"癒しの技法"と一般医療が共存できる道を探ろうとする動きは欧米や中国など世界各地で急速に発展してきている。

　日本独自の伝統医学は現代医学とは異なる人間観で"こころの問題"を取り扱ってきたが、21世紀に入り現代医学が統合医療（筆者は中西医合作医療のレベルと理解してる）という流れを生み出しているときに、わが国に営々として生き残ってきた伝統的医療体系はその独自の視点をより広い広場に提供できるか、あるいは現代医学モデルの枠組みに吸収されるかの岐路に立たされているといっても過言ではない。

　21世紀の日本における統合医療のあり方を考えていくうえで、このような背景を踏まえ、現代医学の枠組みとは異なる医療の独自性とは何かを明確にすることが必要だとおもわれる。

　そのうえで、箱庭療法など非言語的なレベルでの関係性を重視するアプローチなど身体性を重視する試みが注目される日本独特の手法は、西洋の心身二元論ではとらえきれない発想のひろがりを提示できるのではないだろうか。

［稲田善弘］

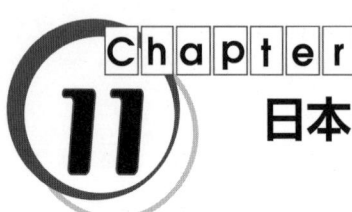

Chapter 11 日本における社会保障の現状と課題

1 社会保障制度

　社会保障（social security）という言葉が最初に登場したのは 1935 年にアメリカで社会保障法（Social Security Act）がつくられたときとされ、歴史的には新しい。社会保障制度の定義として公的扶助制度と社会保険制度を統合または総合したものというのが定着している[1,2]（図11-1）。もう少し解説すると疾病や傷害、死亡や高齢、失業や災害など生活を脅かす困窮に対して、保険的方法または国が公的負担によって最低限度の生活を保障するための法制度を体系化したものである。すなわち社会保障制度は国民の生存権を国家が保障する施策とされている。本来資本主義社会では労働者の生存権を認めていなかったが、19 世紀末以降帝国主義段階に入り、大不況による大量の失業者の発生や社会主義運動が高揚し、新たな対応を余儀なくされた。失業、貧困問題に対応し社会を安定する方策として国民の生存権を認識した社会保障制度が普及したのである。

公的扶助制度　　　　　　　　　　　　　　　　　　　　　　　　　　　　　　
社会保険制度　｝総合化した生活保障のための統一制度

生存権の国家的保障
資本主義社会では生存権は認められなかった
日本国憲法 25 条の意義
　すべて国民は健康で文化的な最低限度の生活を営む権利を有する
　国は、すべての生活部面について社会福祉、社会保障及び公衆衛生の向上及び増進に努めなければならない

図 11-1　社会保障制度の定義

2 第二次大戦後の改革の変遷

　社会保障制度は第二次世界大戦後東西冷戦の中で西側資本主義国の国民に対する福祉政策として発展した。現代の資本主義は福祉国家資本主義と呼ばれている。日本においては敗戦により社会・経済は壊滅し、引揚者を含め大量の失業者を抱え、食糧難、住宅難が加わり大衆運動も激化した。この中で戦勝国、事実上アメリカの指揮により民主主義的に経済復興を図る道をたどることになった。その法的根拠として新たに制定された憲法の存在は大きい。憲法 25 条に生存権の保障が明記され、公的扶助制度として生活保護法などが先行して整備された。日本では過去にあった恩給制度などを戦後、年金保険制度として統一を図ったが分立型となった。医療保険制度も戦前に法制定がされていたが、終戦後は経済的に破綻し再生のため様々な試行が繰り返された。

国民の中に加入できない層が存在したが、それを解消し、制度間のずれによって生じる差を調整するなどの努力を重ね、1961年全ての国民が加入する国民皆保険・皆年金体制が確立した。多くの制度によって構成される分立型であり、給付水準も低かったとはいえ、これは世界で最初、また現在も追随する国がない。世界に誇れる戦後日本の快挙といえる。雇用を確保することで失業を防ぎ、社会保障制度を充足させるには経済の発展が不可欠であるが、1960年代からの高度経済成長は追い風となり福祉六法体制などが整備されていった。

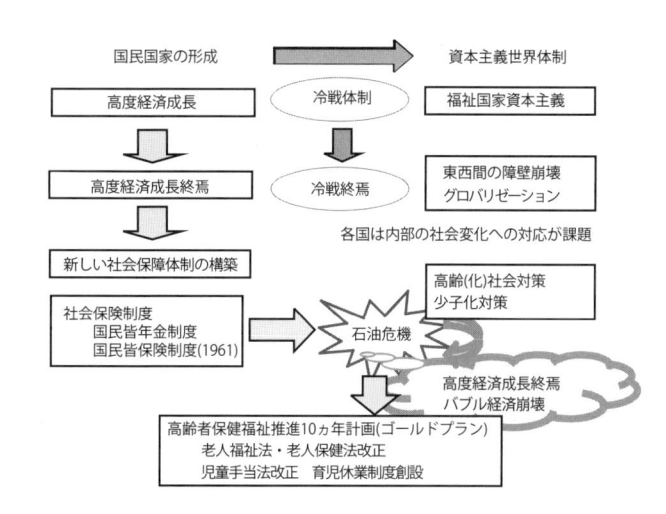

図11-2 第二次世界大戦後から20世紀末までの流れ

しかし、ソビエトの崩壊により東西冷戦が終結すると高度経済成長も停滞し、高齢者の増加によって深刻な財政的危機に陥り、福祉国家資本主義は限界を迎えた。かわってグロバリゼーションが世界を席巻し、日本は急速な超高齢少子社会の中で社会保障費用の増大と経済の低迷に苦しんでいる。平成23年3月発生した東日本大震災は災害補償というさらなる課題を背負ったと言ってよい。直面する復興予算と社会保障費の自然増は財政を圧迫している。世界経済をリードしたアメリカはリーマンショックによる経済不安を招き、平成23年8月ドル暴落による世界経済不安が拡大した。その後金融緩和などの施策により回復傾向にあるが、社会保障の将来像は不安を抱えたまま推移している。

3 社会保障の内容

社会保障の内容は年金、医療、福祉介護その他に大きく分類される。この中で年金の占める比率が大きく、各部門別の給付費の伸びを示す図11-3においても高い。これは高齢化が急速に進んでいるためで、国立社会保障・人口問題研究所の予測する人口ピラミッドでは団塊世代が全て75歳以上となる2025年にはその占める率は18%となり、人口が減少し総人口が1億人以下となる2060年には65歳以上は40%となる。（図11-4）

医療は健康保険制度で行われてきたが、他の諸国に比較し入院期間が長いことが目立つ。社会的入院と言われ、実質は療養より介護に当たるとし新たな制度導入を行い、医療と介護を分離した。しかし、依然として入院日数は外国に比べ長く、また総病床

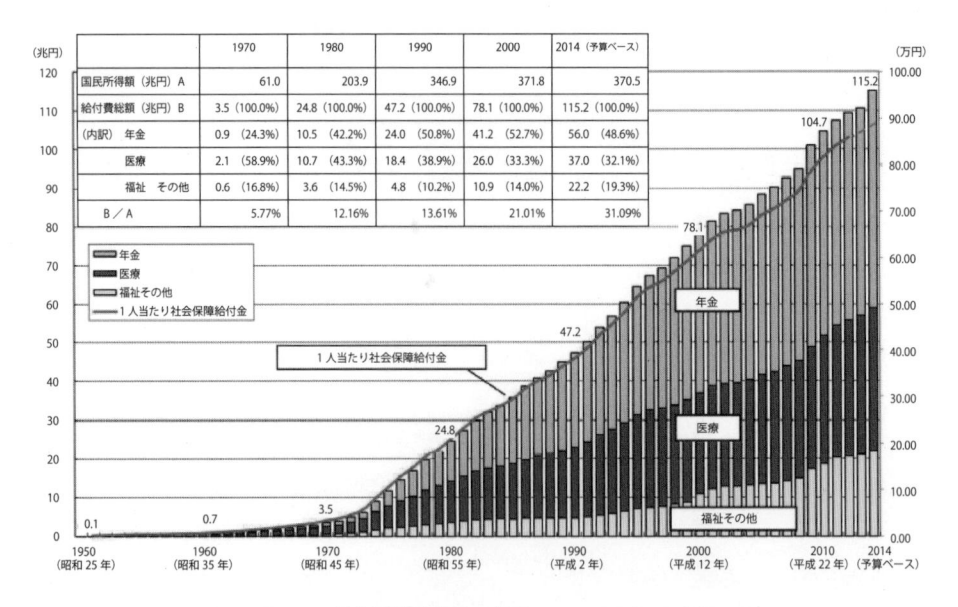

図11-3 社会保障給付費の推移 （厚生労働省資料（平成24年））

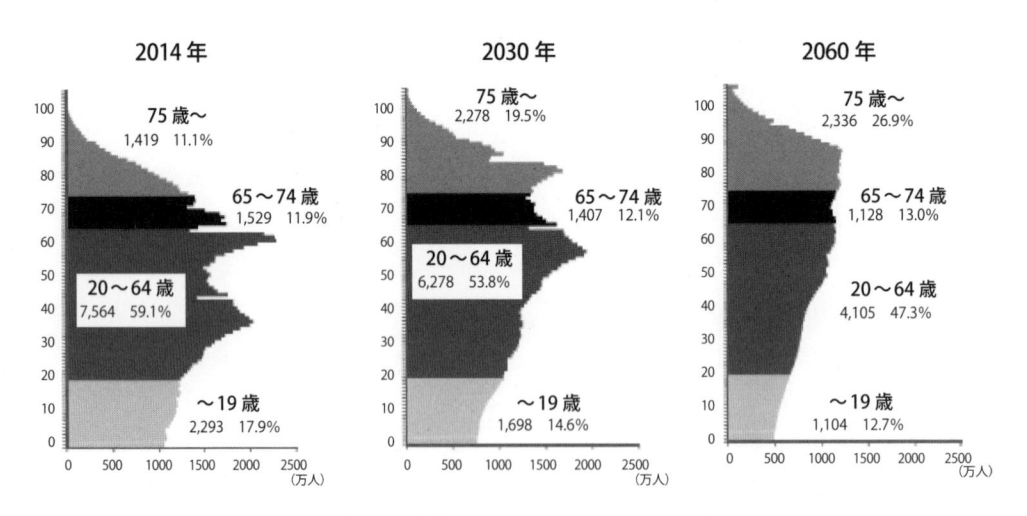

図11-4 日本における人口構造の変化予測（国立社会保障・人口問題研究所「日本の将来推計人口（平成24年）」）

数を規制することによって伸びを極力抑え、在宅医療の普及を目指している。福祉介護は生活保護、児童福祉、障害者福祉を軸に体制を整えてきたが、高齢化が進むにつれ従来の制度では機能しない状態となった。そこで老人福祉と老人保健制度を統合し2000年新しく介護保険制度が発足した。現時点では歳出比率は年金、医療に比べ低いが高齢化が進む中、伸び率は高くなると予想される。また、少子化対策や子育て支援など社会インフラの整備を迫られている。

4　給付と負担

　福祉国家を標榜し、老人医療費や児童福祉手当などの拡充を図れば、当然としてそれに要する社会保障経費は増大する。1970年代はじめは社会保障こそ、日本社会発展の原動力として国民の意欲と連携意識を高めるとして拡充の方向をたどった。この時すでに高度成長にかげりがみえ、1973年の石油危機を境に経済が減速する中で70年代後半は福祉見直し論が台頭してくる。

　社会保障を拡充することは給付を大きくすることで、その費用負担は保険料か税金かまたは自己負担かいずれにしても大きくなる。戦後の高度経済成長を支えてきたのはケインズ政策という高福祉高負担論であった。これに対し、政府の役割を抑え、労働組合への攻撃、福祉抑制を主張する新保守主義がイギリス、アメリカで起きてくる。給付を抑え、自己責任の範囲を拡大することにより歳出削減を図る政策である。日本も財政赤字対策として福祉を抑制した日本型「活力ある福祉社会」の実現に転換した。

　社会保障給付の内容を部門別に各国で比較すると特徴がよくわかる。図11-5に示すように対国民所得比でスウェーデンに代表される北欧諸国では国民所得の1/2に近い給付が行われ充実されているが負担も大きく、生産人口の国外流出が問題となる。一方、アメリカは伝統的に社会保障経費は低く、オバマ民主党政権が保険制度改革を進めるにあたっても抵抗がある。日本はヨーロッパ諸国に準じた中福祉中負担と言われている。費用負担を保険料とするか税金で賄うか、最低限度の生活とはどこに基準をおくのかが争点となっている。2014年度の給付と負担の現状を予算ベースでみると給付では年金がほぼ50%、ついで医療、福祉となっている。

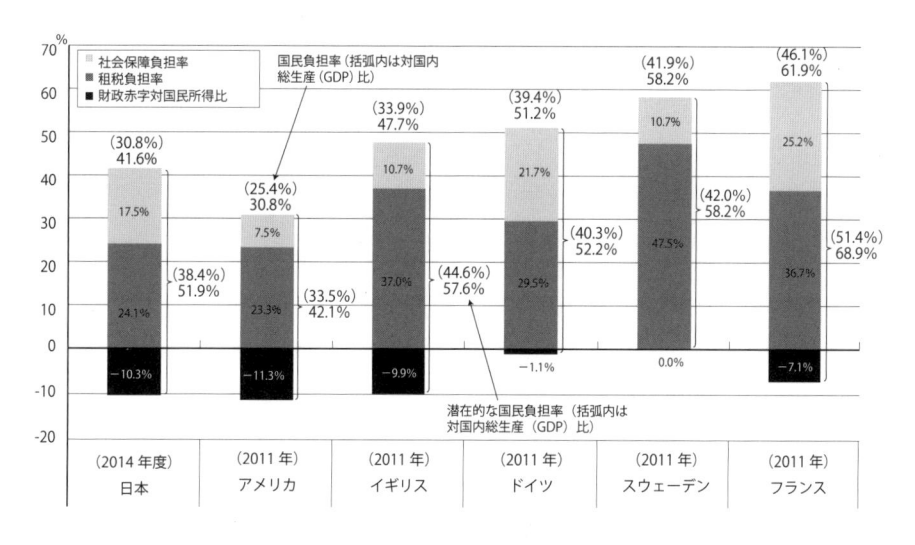

図11-5　国民負担率※の国際比較（財務省資料準拠の内閣府資料（2014.4））
※国民負担率とは社会保障負担率と租税負担率の合計

5 社会保障と税の一体改革

国民皆年金、皆保険といわれ負担は保険料で賄われていると思いがちだが、図で明らかなように税金が国税、地方税あわせ40%が投入されている。国の一般会計の社会保障関係費は30.5兆円歳出の54%に達している。年金は現役世代からの保険料を支給に当てる方式であるが不足分は国債としていわゆる前借りでやり繰りしている。制度が設定された1970-80年代は戦争による犠牲者が多数いて、年金受給対象者自体が少なく、また平均寿命も低かったのでしのいでいたが、高齢社会が予測される中で対策は迫られていた。21世紀に入ると社会保障制度改革は歴代内閣の最大の課題となっていく。先ず公的扶助制度としての年金を手がけたが、調査に入るや年金記録のずさんなことが次々とわかり社会保険庁の解体にまで発展した。医療に関しては2000年介護保険制度を発足させたのち医療制度改革に取り組み、小泉内閣によって2006年医療法改正が行われ、従来の急性期医療、入院治療中心から生活習慣病など慢性型の疾病に対する健診・保健指導などの予防対策や在宅医療へと方針を転換することになった。社会保障を継続して維持するためには、安定財源の確保と財政の健全化を同時に行わなければということは言い続けられている。保険料負担のみでは絶対不足は自明であり、国家財政を健全化させるためにも財源の確保をめぐり「社会保障と税の一体改革」の論議が続いた。消費税率の段階的引上げが国会で可決され、2014年4月より5%から8%へ実施され、2015年10月10%へのアップが予定されている。消費税アップ分は社会保障に充当するとし、「年金・医療・介護サービス・子育て」を目的とした。

しかし、基礎年金国庫負担割合の1/2確保の安定財源とする以外は他の制度充実へは不足で更なる財源の模索が続くであろう。

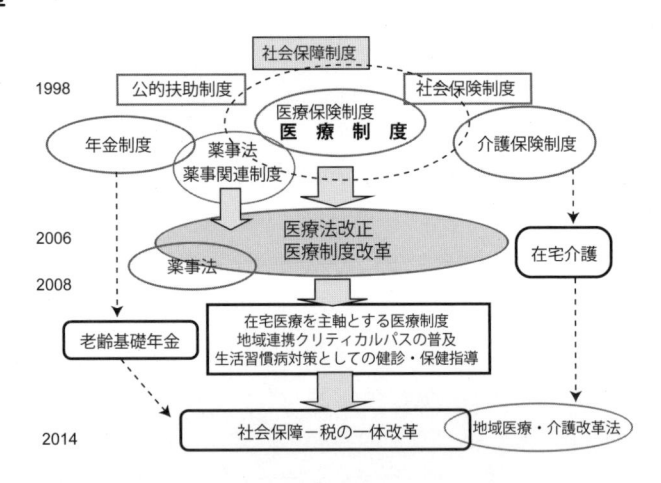

図11-6 21世紀以後の社会保障制度改革の流れ

6 年金制度

日本の年金制度は全国民共通の「国民年金」（基礎年金）を基礎とし、勤務労働者が加入する厚生年金保険や公務員などが加入する共済年金などが上積みされる2階建ての体系である。更に確定拠出年金として個人や企業がこれに上積みすると3階建て体系になる。第一の問題として年金は保険であるから保険料未払い者は恩恵を受けない。また途中退職者など支払い記録が紛失している場合などの救済がある。保険料

を40年間収めた満額受給でも65歳で受け取る老齢基礎年金の絶対額は約65,000円であり、憲法の言う文化的最低生活の維持が可能かという論議があり、生活保護法などとの調整も考えなければならない。上積みの年金の恩恵を受けている人は在職中も安定した公務員や優良企業のサラリーマンが多く、中小企業従事者や自営業などとの格差が大きいとの批判がある。確定拠出年金となるとさらにその格差が大きくなる。一方、企業倒産や年金運用に失敗するなど予定した年金を受け取れないリスクも少なくない。

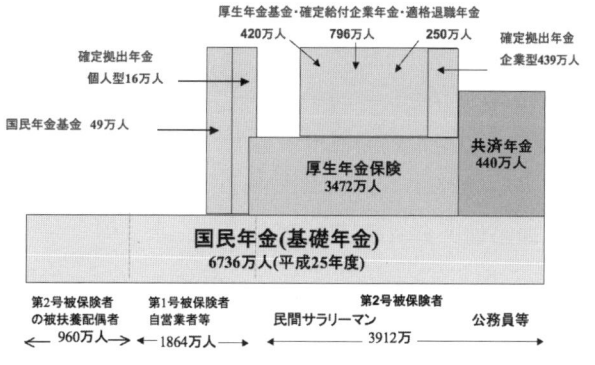

図11-7　日本の年金制度の構成（内閣府資料（2014）を準拠に作成）

7　医療保険制度

年金に次ぐ社会保障の大きな柱である医療について日本は制度的には社会保険方式を採用しているとされているが単純ではない。図11-8に示すように保険制度は健康保険法に基づく医療保険と高齢者を対象とした後期高齢者医療制度、保険とは別の公費負担による医療がある。また業務上または交通事故が原因の傷害、疾病に対しては自費による医療として、労働者災害保障法（労災）と自動車損害賠償法によって保障される仕組みになっている。健康保険法は保険者が政府または健康保険組合、共済組合である職域保険と国民健康保険と呼ばれる地域保険に大きく2分される。職域保険の被保険者は適用事業所に使用される者で被扶養者も含まれる。加入者は約7000万人で60％である。地域保険の保険者は市町村・特別区または国民健康保険組合である。前者の加入者は3500万人、業界毎に組合を作る後者の加入者は約350万人と少なく、両者合計して30％である。医療制度改革によって2008年より新設された後期高齢者医療制度は75歳以上の高齢者個人を対象とした都道府県毎の医療制度で、経費の

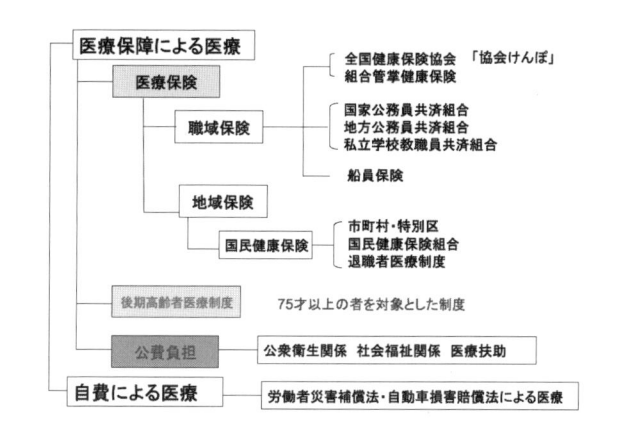

図11-8　医療における社会保障の仕組み

10%を加入する高齢者の保険料、残り50%を国庫負担、40%を国保、被用者保険からの支援金として運営されている。

公費負担医療制度の実施主体は政府、都道府県またはその共同体であり、原爆被災者援護法、児童福祉法、生活保護法など社会保障制度に由来する法体系により給付が定められている。経費についても全額公費、公費と健康保険、さらに患者の一部自己負担の比率がそれぞれの対象医療別に定められている。

```
被用者保険 ·········································· 58%
  保険者  全国健康保険協会   1
          中小企業サラリーマン    加入者  3,488万人
          健康保険組合      1443
          大企業サラリーマン     加入者  2,950万人
          共済組合        85
          公務員・教職員等       加入者   919万人
地域保険 ············································ 30%
  保険者  市町村・特別区    1717
                          加入者  3,520万人
          国保組合        165
                          加入者   312万人
後期高齢者保険(都道府県)  47 ·············· 11%
                          加入者  1,473万人
```

図11-9　医療保険制度の内訳

健康保険法は保険給付を現物給付と現金給付を原則とし、一部に療養費の後払いとして償還制を認めている。実際の医療においては現物給付として療養の給付が主体であり、仕組みとして被保険者は医療機関を受診し、被保険者証提出、一部負担金を支払えば、治療や医薬品の供与が受けられる。具体的には保険医療機関及び保険医療養担当規則（療担）、保険薬局及び保険薬剤師療養担当規則（薬担）という厚生労働省令によって行為について点数が定められ、一部負担金を差し引いた費用を病院、診療所、薬局が支払い基金を介して保険者に請求している。従来は療養病床における定額払以外の診療では個別出来高払という方式が主であったが、近年は病院での入院治療では診断群別包括支払制度（Diagnostic Procedure Combination：DPC）という定額制の導入が進んでいる。また、外来や在宅医療においても包括化に誘導する傾向にある。生活習慣に起因する疾患が増え、高齢化に伴い医療ニーズが急伸する中で、医療資源を有効活用することによって社会保障の質を確保するためには今後もあらゆる努力が必要である。限られた病床数を有効活用するため「地域医療構想」を進め、病院間の連携やひとり暮らしの高齢者の入院後の介護について都道府県の指示権限を強めていく。

8　介護保険制度

日本の医療において他国に較べ突出的に入院日数が多いのは老人介護を医療という名目で行ってきたことについてすでにのべた。「社会的入院」の解消、医療と介護を分離することを目的として、介護老人福祉施設（特養）などを管轄する「老人福祉」と「老人医療」を介護保険法に統合し、2000年介護保険制度がスタートした。背景に核家族化、少子高齢化によって従来慣習としてきた家族による扶養制度の維持が困難となったことがある。しかしこの時点で、地域単位の公共福祉は財政的、構造的に

11　日本における社会保障の現状と課題　　101

行きづまることは予測され、5年後の改訂を制度発足時に明記する事態だった。予測通り、施設介護は財政的に困難となり、改訂は在宅介護にシフトし、「要支援」というレベルを新設し高齢者の自立支援を促進することにしたが実質的な切り下げとなった。その後も被保険者数、要介護認定者数は一方的増加をたどり、それに伴い保険給付費は2012年に8兆円を突破した。厚生労働省は2025年の介護給付費を21兆円と予測するが、この伸び率は年金、医療をはるかに上回る。また、少子化や待遇面から介護職員の確保も課題であり、地域医療体制との一体化による改革として2014年「地域医療・介護改革法」が成立した。利用者の負担増、サービス面では介護の必要度が比較的低い「要支援」の通所・訪問介護を介護保険から市町村事業に移す。地域包括ケアシステム

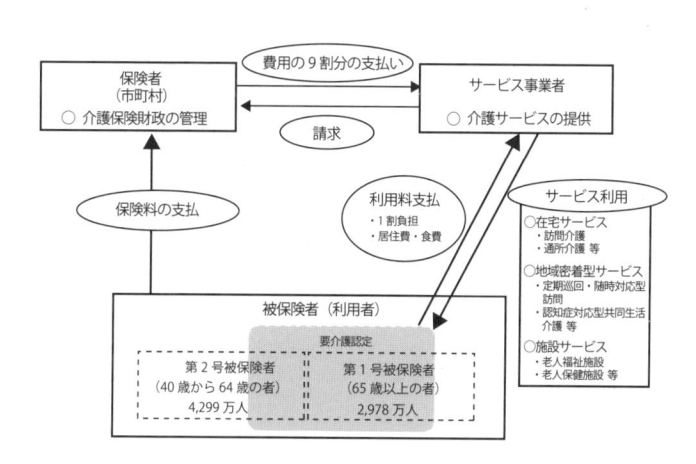

図11-10　介護保険制度の概要（内閣府資料（平成24年度））

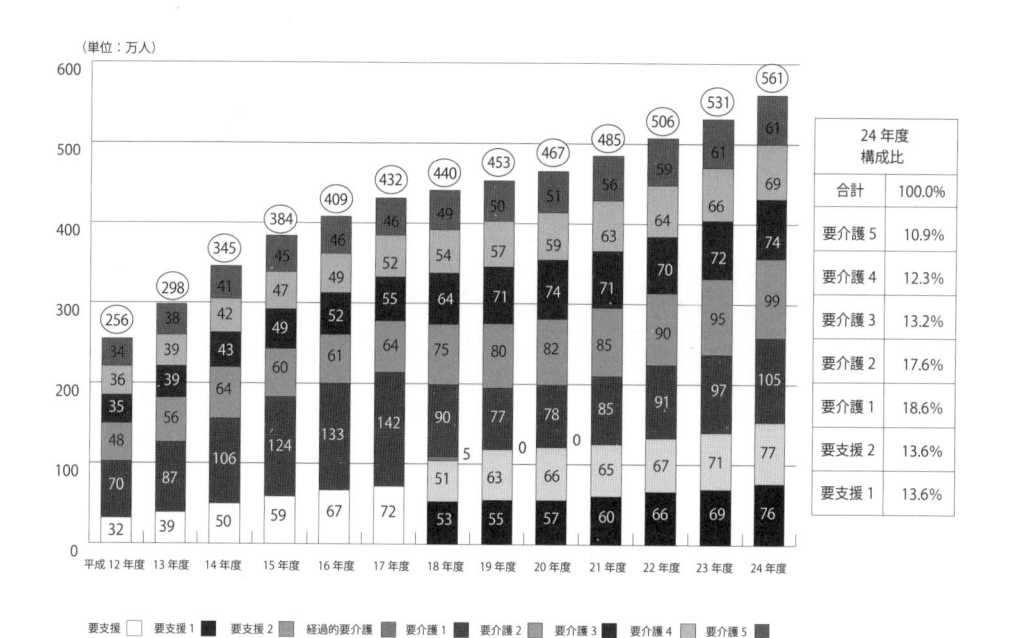

図11-11　要介護（要支援）認定者数の年次経緯（厚生労働省介護事業報告（平成24年度））

として医療と介護を再び地域を基点として統合する方向が示されたが、各自治体の財政、意欲など取組み姿勢によって差が生じる懸念も否定できない。

9　終わりに

　日本における社会保障の経緯と現状を概括したが、大きな壁が立ちはだかっていることを認識してほしい。それは高齢者の増加、支え手世代の減少、財政難という三重苦である。いずれも特効薬はないことは明らかなのだから、地道な努力を続けるしかない。高齢になるのは止められないが、高齢者が全て傷病者になるわけではなく、健康者、自立者の方が多い。支え手も含め、疾病を予防し、健康を維持するための経費は災厄からの修復に較べはるかに軽い。家族単位だった相互扶助を地域ぐるみに拡げる工夫は新しいコミュニティの創設につながる。労力と時間の不足はITやロボットなど通信、精密機械の活用で意外な効果が期待できる。財政難は経済動向と連動するが、確固たるニーズがありインフラが未整備の領域は発展が期待できると考えるのは経済素人の発想だろうか。社会保障は全ての人に対する生存権の保障だという信念でその完全なる達成と維持を目指そうではないか。

[村田正弘]

〔参考文献〕
1)　大河内一男　『社会保障入門』青林書院新社、1979年、p.72
2)　佐口卓　『社会保障』日本労働協会、1984年、p.5

Chapter 12 研究発表倫理入門

　医療人に必須とされている"医療倫理"の教育は、人間を対象とする医学研究の倫理的原則であるヘルシンキ宣言等に見られる、"研究倫理"教育を含むところのものである。そして、研究者は研究結果の刊行と普及に倫理的責務を負う、とヘルシンキ宣言第 36 条にあるように、研究とその発表は"一連の実践"に近く、発表は、研究の受容可能性に関する"一種の実験"でもある。「学術研究は発表なくして存在しないだけに、発表倫理は研究の公正さを集約的に検証する機会になる」と山崎茂明が 2007 年に述べている通りである［山崎 2007：vii］。そこで本章では、いわゆる"研究倫理"と"発表倫理"を合わせた"研究発表倫理"入門と題して、その要点を以下に記述しよう。読者が今後の研究成果を学会で、職場で、また広く社会に発表、還元する際に役立てられれば幸いである。

1　研究とは

　まず原点に立ち返り、研究とは何か、考えてみよう。教育が"知識の伝達"とすれば、"知識の創造"こそ研究である、とする見方がある。教育者の仕事は「すでに分かっていることを人に分かるようにすること」であるのに対し、研究者の仕事とは「まだ分かっていないことを人に分かるようにすること」である、と対比されたりする［酒井 2006：222］。

　ところが、研究の学術的新しさは容易には見極めがたい。知見の新奇性ないし独創性は、先行研究と照合しての判別となるため、先行研究が何をどこまで明らかにしているかを前もって確かめる必要がある。とくに若い研究者などには、むろん新奇性や独創性が研究では重要なのだが、ささやかなそれらが得られれば十分であり、先行研究に関する文献調査の励行がもっと求められてよいだろう。ニュートンの「私がより遠くまで見渡せたとすれば、それは巨人の肩の上に乗ることによってである」との有名な言葉によせて、石黒圭は次のように述べている［石黒 2012：30］。

> 　研究は、「巨人の肩のうえに立つ」と言われるように、先人たちが築いた巨大な業績にささやかなオリジナリティを加える試みです。そうである以上、先行研究を丹念に調べ、そのうえに小さなオリジナリティの花を咲かせるという謙虚な心構えが不可欠です。

たとえ小さくても、本物の"オリジナリティの花"を研究者が咲かせ、研究活動と研究者が社会から正当な尊敬を受け続けるためには、何が必要であろうか。

以下の倫理基準が参考になるだろう。それらは、現時点で最新の『国際倫理百科事典』が"研究倫理"の項目中で、研究（リサーチ）に関して一般に受容されている倫理基準として列挙しているものである。[Resnik 2013：4565-4566]

- **正直さ**：研究の全局面において正直であれ。データのねつ造、改ざんを行うな。
- **客観性**：自己に対して批判的であれ。批判にオープンに向き合え。研究におけるバイアスと自己欺瞞を最小化せよ。
- **入念さ**：技術的、人為的、方法論的誤りを最小化せよ。
- **公開性**：データ、成果、着想、方法、技法を他の研究者と共有せよ。
- **守秘義務**：機密研究、企業秘密、被験者個人データ等、研究上の機密情報を守れ。
- **公正な業績帰属**：研究における業績帰属評価を適正に行え。著者名、発明者名を公正に掲げよ。着想、言葉、工程、図像、他者の知的生産物を盗むな。
- **同僚と学生の尊重**：同僚と学生の扱いをリスペクトあるものにせよ。
- **ヒト被験者の尊重**：研究におけるヒト被験者の権利と福利を守れ。
- **動物の福利**：研究に供される動物の福利を守れ。
- **法律の尊重**：法律、規制および組織における研究指針を尊重し遵守せよ。
- **諸資源の管理責任**：研究における材料的、技術的、予算的資源を善用せよ。
- **社会的責任**：研究において他の人びと、社会、環境に危害が生じないようにせよ。他の人びと、社会、環境に利益を与えるように努めよ。

上記のうち"正直さ"、"客観性"、"入念さ"、"公正な業績帰属"の各基準に関して、以下に補足と解説を加えよう。

2　正直さ

諸文献における定義をまとめると、データの"ねつ造"とは、（存在しない）"データ"の一部または全部を発明、創作することである。データの"改ざん"とはデータを変造、変形することで、クッキングやトリミングを含む。"クッキング"とは、自分の説に合うデータだけを選び、合わないデータを捨てること（選別）。"トリミング"とは、データの不規則性を平滑化することであり、測定の平均値からはずれた高い値と低い値を除くこと（整形）などである。トリミングはクッキングの一種にも見えるが、別概念である。

下記のように、米国科学アカデミーは研究者にデータの正確性、チェック可能性を強く求めている［米国科学アカデミー 2010：15］。

どんなにすぐれた手法であっても、データが不正確、あるいはでたらめに記録されてしまえば、意味のないものになる。データを収集する条件は研究分野や研究グループによって異なっているが、研究者は、ほかの者が自分の仕事をチェックし再現できるよう、十分詳しく、正確で、使いやすく、永久的な記録を残して保存すべき基本的な義務をもっている。

そうした義務の教育と強調は、研究における指導者の義務であろう。研究においては"事実と推測の混同"、そして"事実判断と価値判断の混同"を戒める科学的根本規則が存在しよう。しかし、そのさらに根本には"事実そのものにすでに絶対的な価値がある"とする価値判断が存するであろう。それは哲学的にはナイーブ、社会学的にはローカルと見なされうる価値判断であるが、この種の、たとえ素朴で局地的でも力強い価値判断をあえて学生に教育するのも、研究指導者の義務にちがいない。下記は2007年発行の文献における、北澤宏一の手になる一節である［科学倫理検討委員会 2007：131］。

指導者は学生たちに向けて「科学の研究において決定的に重要な価値は事実そのものである。推測を実現することではない」というメッセージを強く伝える必要がある。多くの捏造事件において、指導者と若い人との間には、この意識が決定的に欠けていたように思われる。

3　客観性

データのねつ造、改ざんほど明らかな詐欺行為ではないが、やはり研究発表の客観性を疑わせる"詐欺行為まがい"（parafraud）の行為を働く著者と査読者の類型に関する考察が1998年にBMJ（『イギリス医師会雑誌』）に載った［Hillman 1998：1591］。それはその後、他の内外文献［Lock 他 2007：286)］にも引用されてきているので、以下にその"詐欺行為まがい"の著者類型を紹介しておこう。

・仮説を支持しない結果を発表しない著者
・極めて重要な対照実験を行わない著者
・何ら貢献をしなかった論文の著作者であることを主張する著者
・実験結果の一部を恣意的に省く著者
・他の著者の論文を意図的であれ非意図的であれ間違って引用する著者
・集会における、あるいは通信による質問に答えない著者
・自身に不利な、あるいは、先行している発見を無視する著者
・自身の発表した研究について議論することをいやがる著者

研究資金の申請書類等では誇張された表現をたびたび目にする、との証言が本邦でも、たとえば御園生誠により下記のようになされている［科学倫理検討委員会 2007：39］。

> とくにマスメディアに発表するときに目立つが、研究費の申請にもしばしば見られる。たとえば、「世界初」という見だしの新聞記事をよく読むと、実はかなり限定された条件のもとでの「最初」である場合や、「この成果は〇〇の実用化に道を開く」とあっても、実用化までの道のりがまったくわからない場合などがある。

利益相反の非開示もまた、研究発表における客観性を疑わしめる。利益相反そのものの多くは不正ではないが、客観性確保のためには、研究資金提供者、著者の利害関係、研究者以外の利害関係者が研究に参与・参加した場合等はその事実を研究発表で明示したい。

4　入念さ

たとえ詐欺行為や詐欺行為まがいとは無縁でも、誰でもミスはする。本人は慎重に行ったつもりでもミスは起こりうる。ある程度以上の"故意"のミスでなければ、ミスは"不正行為"と言いがたい。

> しかし、誠実に研究を行った上での誤りであるか否か、注意の払い方が十分だったか否かは問われる。また誤りとわかったあとの対応が誠実でなければ不適切な行為として糾弾されることになる［東京大学大学院工学系研究科 2010：14］。

研究者の手抜き（negligence）によるミスは、その手抜きが故意と解釈されれば不正行為に分類されるかもしれない。

> 単純な誤りではすませられないのが、**手抜きによる間違い**である。軽率、不注意、怠慢……多くの過失のどれもが、科学全体の規範や各分野の慣行にそぐわない仕事を生みだしてしまう。手抜きをした研究者は、自らの評判や同僚の仕事、さらには**科学に対する公衆の信頼を危機にさらす**ことになる。過ちは科学内部だけでなく、科学的結果に頼る広い社会に対しても深刻な損害を与えかねない［米国科学アカデミー 2010：20. 太字部分は原文自体における強調部分］。

研究上の誤りを最小化する意志と努力、つまり入念さ（carefulness）が研究者には

本質的に求められているのである。

5 公正な業績帰属

　公正な業績帰属（fair credit）は2種類の倫理を含むだろう。著者の資格と義務を負うのは誰で、どのような順番に記載するかという"オーサーシップに関する倫理"、および"引用上の倫理"の2種類である。「捏造論文の共著者になっている人は、ほとんどオーサーシップの誤った事例につながっているのが現実であり、不正行為に言及する際、オーサーシップの問題を無視できない」と山崎茂明は述べている［山崎2002：64］。

　次に研究論文における"引用上の倫理"として、大きな留意点を本章では下記の5点に絞り挙げておく。

1) 他からの引用部分をオリジナルだと読者に誤解させない。
2) 原文を引き写してはならない引用とむしろ一字一句引き写すべき引用とがある。
3) 重要な先行研究を漏らさず正しく引用する。
4) 出典を明示しても剽窃と判定される場合がある。
5) 出典を明示しても引用元の許諾が必要な場合がある。

　1) 誰かの研究ですでに指摘済みで、しかしまだ広く知られていない事項を自分自身による新しい考えであるかのように述べた場合などを一般に、"剽窃"（ひょうせつ）と呼ぶ。それは他人の成果からの盗用とは限らず、自著からの場合もある。自著で発表済みなことをそれと知らせずに別の学術論文で使い回すと、"自己剽窃"や"重複投稿"となる。ただし、重複の事実を予め周知することで許容可能な場合もある。

　2) 引用元の表現を直接引用する場合、その部分を鉤括弧（かぎかっこ、「」）で囲むが、引用文が長い場合などには括弧を用いず、別の方法で区別してもよい。いずれにせよ、原文を忠実に引き写す。原文にやむなく変更を加える場合には、省略符号や角括弧（かくかっこ、［…］）を用いてその部分を明示する。

　他方、引用元の表現を加工し引用する間接引用、すなわち言い換え（パラフレーズ）の場合、鉤括弧その他の引用符を用いてはならない。原文の引き写しではなく、なるべく他の表現に自分で置き換える。さもなければ、引用符を外す正当性を失うであろう。間接引用においても原文趣旨を損ねることなく、引用部分がそれとわかるよう工夫し、出典を正確に挙げる点は、直接引用と同じである。

　3) 引用はそこから論文の新奇性と重大性を読者が読みとる手がかりとしても重要である。そのためにも研究者は、文献を徹底的に検索、調査し、先行研究を正しく引用する習慣を身につけねばならない。引用を最近の論文や以前の論文を紹介した総説論文だけで済ませず、オリジナル論文にも言及したい。課題設定におけるオリジナリ

ティーの存否、程度についても言及すべきである。笠木伸英は述べている。

> 論文のなかで取りあげる研究課題を、なぜ、どのような切り口で設定したのかを論理的に説明する際にも、従来の論文を広く調査して、過去にどのような先行研究が行われたかがわかるように引用することが必要です。現在では、研究課題の設定そのものにオリジナリティがあることも多いからです。［……］自分の論文の内容に本質的に関係する知識の元となった論文をきちんと引用して、その科学的な貢献（Credit）を認めるべきです［科学倫理検討委員会 2007：139］。

4）上記の直接引用文を間接引用文へとパラフレーズしてみよう。一例を以下に示す。

> 科学倫理検討委員会編『科学を志す人びとへ』によると、論文ではその研究課題の設定理由、設定方法を記述する際にも、先行研究を広く調べ、先行研究との異同がみてとれる仕方で記さねばならない。今や研究課題設定それ自体が独創的なケースも多いので、自分の課題設定に先んじ、あるいは論文内容の基を築いた論文がもしあればその事実を必ず指摘し、その科学的業績（Credit）を認めていくべきだとの趣旨である（同書 p.139）。

文章を変えすぎだ、と言われるであろうか。少なくとも米国における引用の倫理基準では、原文の一部の語句を変更しただけか、あるいは語順を変更しただけのパラフレーズは、たとえ出典を明示しても"剽窃"と見なすのが標準的なのである［Roig 2006］。

米国での間接引用では原文を最大限、このように自分なりに言い換えるのが公正とされているが、日本では直接引用で済ませた方が無難かもしれない。

5）引用元からの許諾についてであるが、「引用は自分の主張や意見を述べるためには不可欠の行為である。そこで、著作権法では、一定の条件のもとで、著者の許諾を得ないでも行えるようになっている」［藤田 2009：3］。上記で言及の"一定の条件"への注意が必要である。これはほんの一例であるが、「知人・研究室・研究機関・会議など特定の組織内の未発表情報は、情報源の許可なく発表しない。原典を引用してもダメである」［白楽 2011：129］。また一定量以上の長文の引用および写真や図版の転載については、情報源からの許諾が概して求められよう。

6　おわりに：人文主義的随想

デンマークの胃腸病学者 Povl Riis によれば、科学上の不正直が暴露された事例の

ほとんどすべてに共通する弁解が2つある。「私は皆がやっていると思っていた」、そして、それが不正とは「私は知らなかった」、この2つであるという［Lock 他 2007：10］。

　再現されるべきはデータであり、こうした弁解でないのは明らかである。「科学の世界で起きる事件には"時効"がない。科学が進歩し続ける限り、不正なデータは必ず露見し抹消されるに違いない」［酒井 2006：203-204］との警告を重く受け止めざるをえない。

　研究不正が他者に与えるインパクトについて、研究者はもっと気にするべきであるが、研究者が他者からの評価を気にしすぎない美徳については、ルネサンス期"ユマニスト"（人文主義者）による随想（エッセー）の一節からも学ぶことができる。16世紀の文人 M. モンテーニュはその『随想録』のなかで書いている［モンテーニュ 1996：66-67］。

　　他人の称賛からくる快楽を捨て給え。また、きみたちの学問や才能がどうなるのかなどと心配し給うな。きみたち自身がそのためにいっそう立派になっているなら、その効果は無駄ではないのだ。ある人が、あまり人に知られない技術のためにどうしてそんなに苦労するのかときかれて、「私はわずかの人に知られれば十分なのだ。一人でも十分なのだ。いや、一人もいなくとも十分なのだ」と答えたことを思い出し給え。彼の言うことは正しい。きみともう一人の相手がいれば芝居は十分ではないか。いや、きみがきみ自身を相手にするだけで十分なのだ。［…］きみたちが求むべきことは、世間がきみたちについて語ることではなくて、きみたちが自身に向かっていかに語るかということだ。

　現代のグローバル競争社会において、またインフォームド・コンセントを重要課題とする医療倫理において、一人芝居や一人相撲は反時代的との見方も成り立つ。そもそも研究発表は、自己満足ではなく他者に分かってもらう必要がある。また「研究環境への介入なくして、不正を治療することは困難」［山崎 2007：vi］なのも事実であろう。

　だが仮定および推測としては、研究とその発表に臨んで、もし、研究者たちが自分自身に向かって、誠実性、客観性、入念性、公正性等に留意せよ、と語りかける習慣をもつとすれば、世間は、それを高く評価せずにはおかないであろう。

　世間は、研究者を尊敬し続けたいと願っている。当の研究者たちの多くは、世間体などほとんど気にしていないとしても。　　　　　　　　　　　　　　　　［川北晃司］

〔引用文献〕
石黒圭　2012　『この一冊できちんと書ける！　論文・レポートの基本』日本実業出版社．
科学倫理検討委員会（編）　2007　『科学を志す人びとへ』化学同人．

酒井邦嘉　2006　『科学者という仕事　独創性はどのように生まれるか』中公新書．
東京大学大学院工学系研究科　2010　『科学研究における倫理　ガイドライン』．
白楽ロックビル　2011　『科学研究者の事件と倫理』講談社．
Hillman, Harold　1998　Some aspects do not fall within remit of bodies examining fraud, *BMJ* 317, 5 December, 1591.
藤田節子　2009　『レポート・論文のための引用・参考文献の書き方』日外アソシエーツ．
米国科学アカデミー（編）　2010　『第3版　科学者をめざす君たちへ』池内了訳、化学同人．
モンテーニュ　1996　『エセー（二）』原二郎訳、岩波文庫．
山崎茂明　2002　『科学者の不正行為－捏造・偽造・盗用』丸善．
山崎茂明　2007　『パブリッシュ・オア・ペリッシュ　科学者の発表倫理』みすず書房．
Resnik, David B.　2013　Research Ethics, *The International Encyclopedia of Ethics*, VII Wiley-Blackwell, 4563-4573.
Roig, Miguel　2006　Avoiding plagiarism, self-plagiarism, and other questionable writing practices: A guide to ethical writing, Uniform Requirements for Manuscripts Submitted to Biomedical Journals, updated, 2006 http://ori.hhs.gov/sites/default /files/plagiarism. pdf.
Lock,Stephan 他（編）　2007　『生物医学研究における欺瞞と不正行為』内藤周幸監訳、薬事日報社．

Chapter 13 総合人文社会科学の現状と課題
6年制薬学部における試み

　本稿では、日本医学哲学倫理学会関東支部（当時）において筆者（小松）が行った発表（平成24年1月7日）をもとに明治薬科大学における総合人文社会科学の実践および今後の課題について検討する。ここでは特に、4年制から6年制に変わってから初めての講義における改定点を中心に記述する。

　総合人文社会科学は明治薬科大において、人文社会科学系の総仕上げを行う科目である。6年制化にともなう変更点（何をどう変えたか）、を下記に挙げる。第一に、特別講師を大幅入れ替えした。基本的にコアカリキュラムに対応した布陣への改編を行った。授業評価アンケートの結果を踏まえ、今後も入れ替えを実施する予定である。改編の具体例としては、近年問題になっている医療事故について新たに取り上げた。特別講師には、医療事故被害者・現セーフティマネージャー豊田郁子氏、愛育病院新生児科長加部氏を招聘した。被害者、医療事故防止スタッフ、医者、それぞれの視点からのプレゼンのあと、質疑応答を行った。医療事故被害者が当時のことを語ると、場内は静まり返った。質疑応答は活発であった。

　総合人文社会学の最終日（平成23年11月）に受講者を対象に行った調査票調査によると、この日（第3回）の講義は印象深いものだったようである。具体的には、「総合人文社会科学における講義の中で、あなたがもっとも印象に残った回は第何回ですか？」と質問したところ、「第1回（薬害・臨床試験）」22.5％、「第2回（病院薬剤師の職能）」7.7％、「第3回（医療事故）」43.2％、「第4回（フィジカルアセスメント）」5.6％、「第5回（社会保障制度・セルフメディケーション）」4.2％、「第6回（調剤過誤）」9.1％、「第7回（まとめ）」6.3％、無回答1.4％という結果であった。

　さらに、薬剤師にとり、重要な課題である調剤過誤防止も取り扱った。特別講師には、M薬局のK氏を招いた。調剤過誤経験者、調剤薬局幹部の立場からの講演のあと、質疑応答を実施した。ここでも活発な質疑応答がみられた。

　また、最近薬剤師に求められるフィジカルアセスメントの講義を導入した。特別講師はS薬局代表取締役のS氏である。ケアマネージャー、救命救急士、調剤薬局経営者の立場から、実践的な講義を行った。この他、独自性の高いテーマとして、病院経営に薬剤師がいかに寄与するか、というものが挙げられる。特別講師は、病院薬剤師を経て大学教員になったM氏（本学教員）、薬剤部長として病院を再建したH氏

（本学 OB。現某国立大学病院薬剤部長）であった。講師は大学教員、薬剤部長それぞれの立場から病院における薬剤師サバイバル術を講義した。薬剤の使い方により、多大な経費が節約できる、薬剤師は病院経営に寄与しうるとの主張は、薬学生にとり、印象的であったと思われる。最終回の講義は、6年制の教育システムをつくった教員の立場から提言するという趣旨で、O氏（本学名誉教授）が担当した。この回においては、参加型講義を志すO氏の強い希望により、有志による発表、特別講師との議論が行われた。

最後に本講義における新たな試みとして、テキストの作成、刊行が挙げられる。講義内容が定まってきたこと、プリントを配布する労力を軽減する必要があることにより、テキスト『薬剤師と社会』を北樹出版から刊行した。執筆者は基本的に特別講師とした。履修者には、「テスト時持ち込み可」、「基本的に毎回授業で使用」と告知した。さらに、新たな試みとしては、有志による発表が挙げられる。これはO講師の申し出により、最終日に実施した。発表により大幅な加点を得て、発表者は高い成績評価を獲得した。従来行っていたコメンテーター制は廃止し、質問は講師による指名制に変更した。フロアからも質問を募った。質問者にはもれなく加点した。

大学側からの本講義へのサポート体制に関しては、今後の充実が望まれる。参加型講義を行っているため、常に人手不足であり、教員の負担は重い。今後、TA等のサポートが必要であろう。

今後の課題としては、教育工学的アプローチによる分析、考察、発表、講義のサポート体制の充実等が挙げられる。

授業評価に関しては、平成23年11月15日の最終講義時に、受講者を対象として授業評価アンケートを実施した。最後に、調査票調査の結果の一部を提示する。なお、自由記述の回答は省略した。

設問1
回答者総数285の性別は、「男性」36.8％、「女性」63.2％であった。

設問2
現在の所属は、「薬学科」が98.2％、「薬学科以外」は1.8％であった。

設問3
卒業後の就職先をたずねたところ、「調剤薬局」26.3％、「ドラッグストア」14.7％、「病院」22.8％、「企業（MR）」8.8％、「企業（開発）」7.4％、「公務員」3.9％、「未定」12.3％、「その他」3.5％、無回答0.4％という結果であった。

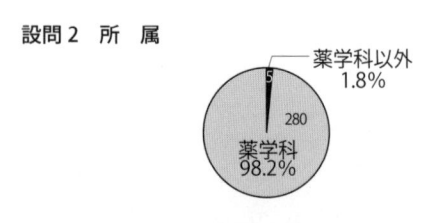

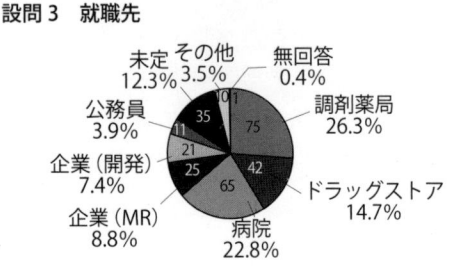

設問 4

「あなたはこのアンケートに的確に答える程度に、本講義に出席し、真剣に取り組みましたか？」とたずねたところ、「強くそう思う」35.4％、「ややそう思う」49.8％、「どちらともいえない」12.3％、「あまりそう思わない」2.1％、「まったくそう思わない」0.4％という結果が得られた。受講態度は概ね、良好であったと推測される。

設問 5

「総合人文社会科学の受講にあたり、テキストは役立ちましたか？」とたずねたところ、「非常に役立った」4.2％、「やや役立った」32.3％、「どちらともいえない」30.9％、「あまり役立たなかった」20.4％、「まったく役立たなかった」8.4％、「購入しなかった」3.9％という結果であった。教科書については改善の余地があることがうかがえる。ほとんど教科書を使わずに講義した教員もおり、そのことがあまり役立たないという感想につながったのかもしれない。

設問 6

この講義を受け、薬害に関するあなたの理解は深まったかどうかを聞いたところ、「非常に深まった」40.0％、「やや深まった」51.2％、「変わらない」6.3％、「あまり深まらなかった」0.0％、「まったく深まらなかった」0.4％、「第1回の講義を欠席した」2.1％ということがわかった。薬害の講義の教育効果は良好と思われる。

設問4　取り組み

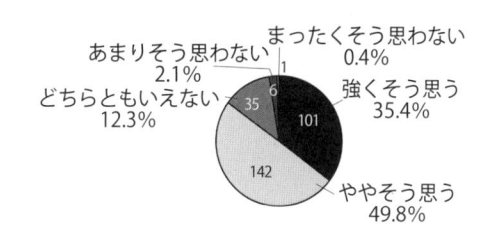

設問5　テキスト

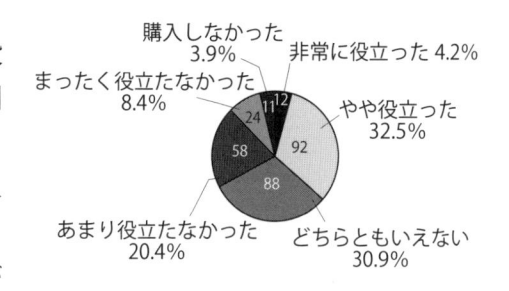

設問6　理　解

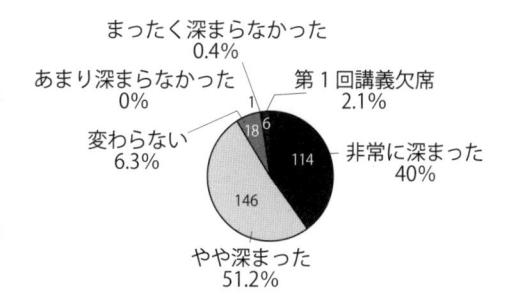

設問7

「今後、薬害に関する講演があれば、参加したいと思いますか？」とたずねたところ、「是非参加したい」20.7％、「まあ、参加したい」53.7％、「どちらともいえない」21.4％、「あまり参加したくない」2.5％、「まったく参加したくない」1.8％という結果が得られた。薬害に関し、学習する意欲の向上に講義が有効であったと推測される。

設問7　薬害講演

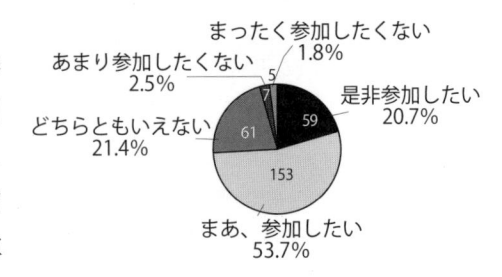

設問8

「この講義を通し、医療事故被害者の心情に関するあなたの理解は深まりましたか？」とたずねたところ、「非常に深まった」53.7％、「やや深まった」40.0％、「変わらない」3.9％、「あまり深まらなかっ」た0.0％、「まったく深まらなかった」0.0％、「第3回の講義を欠席した」2.5％という結果が得られた。医療事故の講義の教育効果はきわめて高いことがうかがえる。

設問8　被害者の心情

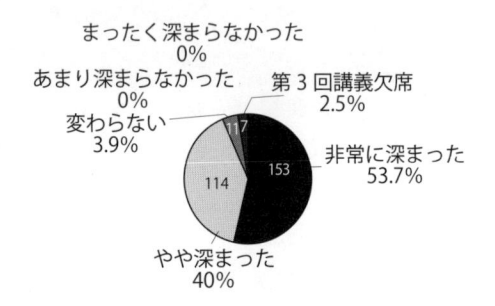

設問9

「今後、医療事故防止に関する催し物（講演会、研修など）があれば、参加したいと思いますか？」とたずねたところ、「是非参加したい」22.8％、「まあ、参加したい」50.9％、「どちらともいえない」18.6％、「あまり参加したくない」3.5％、「まったく参加したくない」2.8％、無回答1.4％という結果であった。この結果から、医療事故防止に関する動機付けが行われたと推測される。

設問9　医療事故防止講演

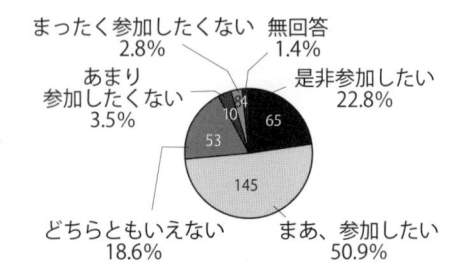

設問 10

「総合人文社会科学における講義の中で、あなたがもっとも印象に残った回は第何回ですか？」と質問したところ、「第1回（薬害・臨床試験）」22.5％、「第2回（病院薬剤師の職能）」7.7％、「第3回（医療事故）」43.2％、「第4回（フィジカルアセスメント）」5.6％、「第5回（社会保障制度・セルフメディケーション）」4.2％、「第6回（調剤過誤）」9.1％、「第7回（まとめ）」6.3％、無回答1.4％であった。薬害、医療事故の講義においては、薬害被害者、医療事故遺族を特別講師として招聘した。当事者の生々しい話を聴講したことが、強い印象につながったのかもしれない。

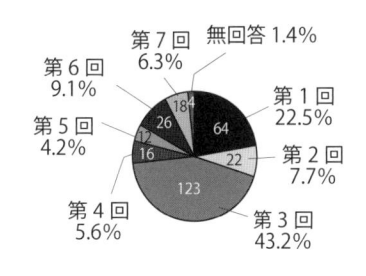

設問 11

「総合人文社会科学の特別講師の構成は、現状のままでよいと思いますか？」と聞いたところ、「強くそう思う」6.7％、「ややそう思う」40.0％、「どちらともいえない」42.1％、「あまりそう思わない」6.0％、「まったくそう思わない」2.5、無回答2.8％という結果であった。特別講師の構成に関しては、今後改良の余地があるといえよう。

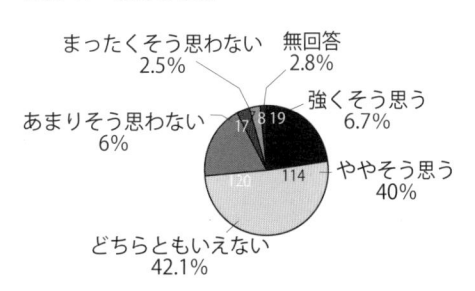

設問 12

「総合人文社会科学の講義の開講時期はいつがよいと思いますか？」とたずねたところ、「6年前期」74.0％、「6年後期」12.6％、「その他」11.9％、無回答1.4％という結果であった。現状では大学のカリキュラムの都合上、6年後期に開講しているが、6年前期での開講も検討すべきであろう。

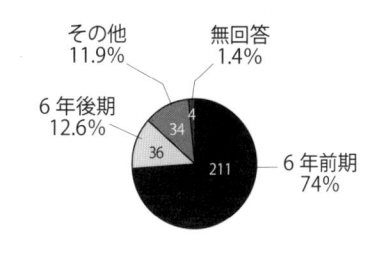

[小松楠緒子]

あとがき*

　本書は、明治薬科大学薬学部6年次における必修科目「総合人文社会科学」のための教科書として、小松楠緒子氏が企画立案したものである。氏が以前に編んだ『薬剤師と社会―変わりゆく職能』（2011年）の場合と同様、本書の表題、章立て、分担執筆者等に関しても、小松氏が自らの才覚と人脈を遺憾なく発揮し、決定している。
　ところが、2014年春、体調を崩された小松氏は入院、闘病の日々へ。本書の残る編集については、出版社と川北に託される次第となった。
　じつのところ、本書に沿うかたちとなるだろう「総合人文社会科学」授業内容は、いわゆる「人文」学の典型からは外れている。しかし、「人文」の原語のひとつは"humanities"であり、これまで小松氏は当該授業において、とりわけ薬害被害者、医療事故被害者の生の声を学生に届けることで、学生における"humanism"の一層の涵養をめざしてきたとも言えよう。
　こうした授業手法を小松楠緒子氏は、これまで数年以上かけ苦心し作り上げてきた。小松氏だからこそ可能な授業手法も多かっただろうし、これからもそうだろう。一日も早い氏の回復を願うのは、本学学生たちのためでもあるのは言うまでもない。
　小松氏の快癒を念じつつ、今回貴重な時間を割き寄稿賜った各分担執筆者各位に、また本書刊行にあたり多大の助力を恭くした北樹出版、古屋幾子氏に御礼申し上げ、簡単ながら本書あとがきとさせていただきたい。

　　　平成26年8月8日

　　　　　　　　　　　　　　　　　　　　　　　　　　　　　　川北　晃司

（付記）
小松楠緒子氏は8月16日逝去しました。
謹んでご冥福をお祈りいたします。

執筆者・担当一覧

執筆順

原澤　秀樹	東京医科歯科大学歯学部附属病院　薬剤部長	第1章
松本　邦洋	明治薬科大学専任講師	第2章
篠原　昭典	東京都薬剤師会 在宅医療支援事業ワーキンググループ副委員長	第3章
石橋　幸滋	石橋クリニック　院長	第4章
豊田　郁子	新葛飾病院セーフティーマネージャー	第5章
増山ゆかり	公益財団法人いしずえ常務理事兼務事務局長	第6章
石川　洋一	国立成育医療研究センター　薬剤部長	第7・8章
鈴木　彰	ベル歯科医院院長	第9章
稲田　善弘	中医問診部　杏林会理事長	第10章
村田　正弘	認定NPO・セルフメディケーション推進協議会専務理事	第11章
川北　晃司	明治薬科大学教授	第12章
小松楠緒子	明治薬科大学准教授	第13章

編著者略歴

小松　楠緒子（こまつ　なおこ）

東京大学文学部社会学科卒業。東京工業大学大学院社会理工学研究科博士前期課程、同大学院社会理工学研究科博士後期課程（学術博士取得）を経て、明治薬科大学専任講師。同准教授（2013 年）。医療社会学専攻。

主著　「新しい医師―患者関係モデルとその可能性―R. M. ビーチの Deep-Value-pairing モデルを中心に」（保健医療社会学論集、第 8 号、1997：40-80、山崎喜比古と共著）
『伝達の技法』（学文社、2005、単著、監修長岡博人）
『実践　医療社会学』（北樹出版、2007、単著）
『薬学生のための医療倫理』（丸善、2010、分担執筆）

川北　晃司（かわきた　こうじ）

東京大学文学部倫理学専修課程卒業。東京大学大学院人文科学研究科倫理学専攻博士課程単位取得済退学。群馬大学等で非常勤講師を経て、東京工業高等専門学校助教授（2002 年）、同教授（2011 年）、明治薬科大学教授（2012 年）。

近著　『事例で学ぶ技術者倫理　技術者倫理事例集（第 2 集）』（電気学会、2014、分担執筆：第 I 部 5、第 II 部事例 11）
「利益相反と医療倫理―利益相反（COI）の諸定義と諸問題に関する文献考察―」（明治薬科大学研究紀要第 43 号［人文科学・社会科学］2013：1-35）

くすりと社会

2014 年 10 月 5 日　初版第 1 刷発行

編著者　小松楠緒子
　　　　川北晃司
発行者　木村哲也

・定価はカバーに表示

印　刷　新灯印刷／製本　新灯印刷

発行所　株式会社　北樹出版

http://www.hokuju.jp

〒 153-0061　東京都目黒区中目黒 1-2-6
TEL：03-3715-1525（代表）　FAX：03-5720-1488

© Naoko Komatsu & Koji Kawakita 2014, Printed in Japan　　ISBN 978-4-7793-0436-1

（乱丁・落丁の場合はお取り替えします）